パンデミックと漢方

日本の伝統創薬

渡辺 望〈著〉

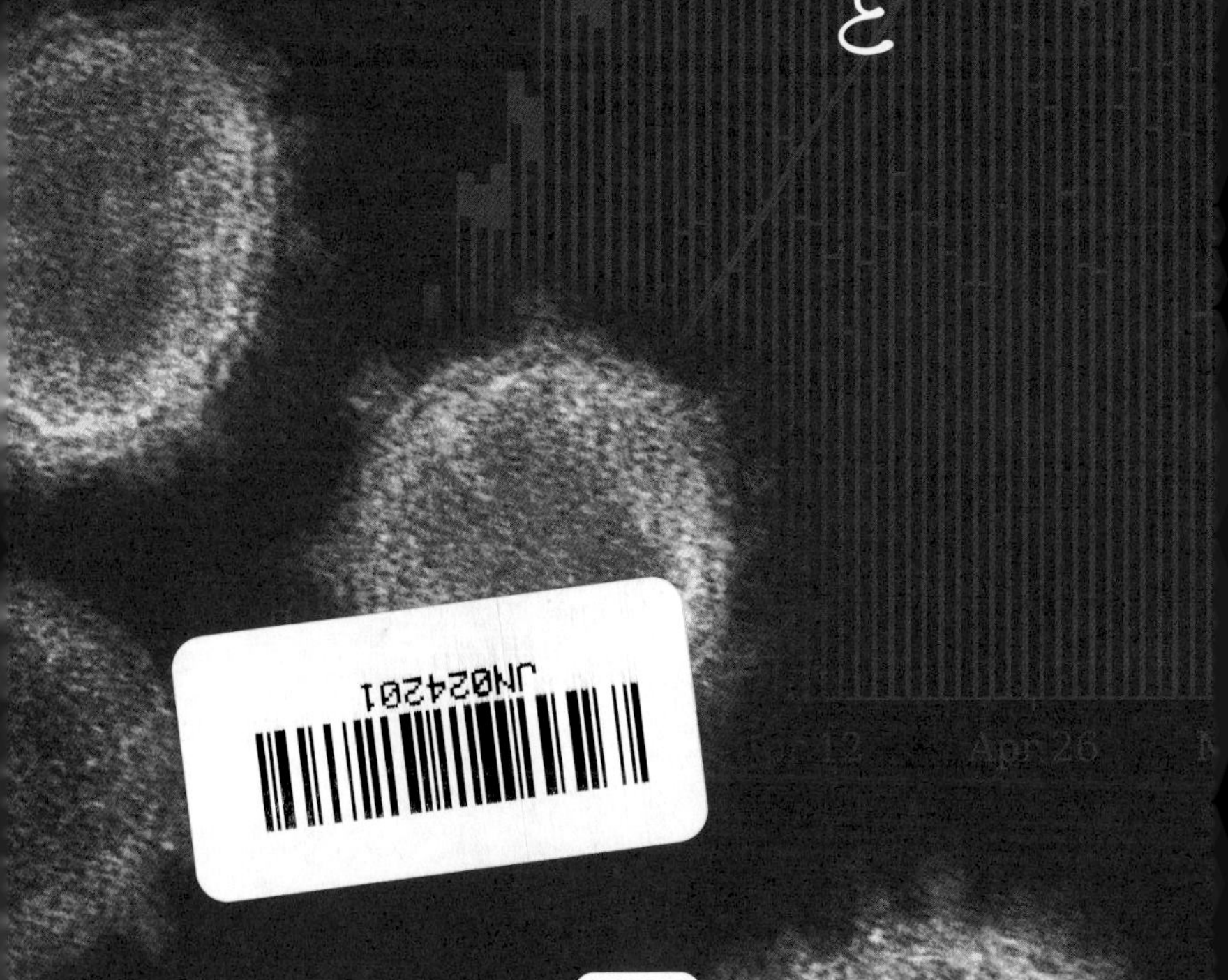

勉誠出版

目次

序章

パンデミックの中の「漢方」

私の母方の祖父は、一九一六年生まれで二〇〇一年、私が十二分に成人になって後にこの世を去った。母方のこの祖父は近くに住んでいて子供時代の私は毎日のように顔をあわせていた。饒舌でお洒落、義理人情に富んだ典型的な上州人の祖父は若い頃、かなり長い期間の従軍経験があった。

たとえば一九四一年夏の関東軍特別大演習（いわゆる関特演、日ソ戦争準備のための兵力を日本はいったん北方に集中）の時はソ連と満州国の国境防衛、大東亜戦争が始まると今度は南のインドネシアへの派兵に動員されている。北に南に大変な距離を移動をしたわけだが幸い、激戦地には縁がなく、無事に帰国できた。満州やインドネシアの従軍話を新しい世代に語るのがそんな経験を持った祖父の大きな楽しみだった。他の孫はどう感じたかはわからないが、少なくとも私は母方の祖父の戦争談義が大好きであった。

一方、父方の祖父は母方より世代が少し上、一九〇五年生まれで一九八九年に亡くなっている。一年のうちに会うことは盆暮れ正月の数回、隣の市の父の実家に終生住んでいたが、母方の祖父と違い、実に寡黙な人物だった。父方の祖父がすすんでお喋りをするのを私は一度もみたことがない。ただし相当の読書家で、いろんなことをよく知っている人だった。この祖父には相当の画才があったようで、旧制中学（高崎高校）を卒業したのち、東京に出て画家を志そうとするも実家の地主を継がされ断念したという。同じ中学内に「山口君」というやはり画家志望の後輩がいて交友が絵に関してあったといっていたが、この「山口君」は祖父より二つ年下でのちにモダンアートの旗手として活躍する画家、東京芸術大学教授の山口薫（一九〇七〜一九六八）のことだと思われる。

大東亜戦争時、すでに三〇歳を大きく過ぎていたこの父方の祖父には、従軍経験はまったくなかった。ところが母方の祖父のお喋りが先に頭に入っていたせいで、子供の私は「昔のこと＝戦争」というイメージにすっかり染まっている。「おじいちゃんは戦争のとき、何をしていたの？」と質問しても、父方の祖父はニコニコ温厚に笑いながら、「さてねえ、今と同じふうだったかねえ」と毎年返してくる。これは私にとってがっかりだった。「ドラマチック」な戦争の話が聞けないとは、なんとつまらないことだろう。

小学校も高学年になると、「このおじいちゃんは戦争にはあまりかかわりがないのだな」と事情がわかってきた。ある年の正月のこと、私は質問を変えてみた。一九〇五年生まれの祖父は、一九二三年の関東大震災のときに一八歳だった計算になる。この質問をしてみたのである。ところが関東大震災のときのことを尋ねても、「さてねえ…」という答えしかかえってこない！子供というのは実に困ったもので、老人の昔話は何かの「危険な武勇伝」でなければいけないと思い込んでいるのだ。

半ば自棄になって、「じゃあおじいちゃんにとって一番記憶に残るあのころの出来事は何？」と私は口にした。これで事態が少し変わった。その質問に答えてくれたときの祖父の口ぶり、顔つきは今でも鮮やかに記憶している。好好爺な表情は不意に消えていた。「…おじいちゃんが中学（旧制中学）に入ったときのことだったよ…」珍しく少しだけ饒舌に、しかも興奮気味になった祖父が話してくれた内容は、「過去」のことというイメージの湧くものではなかった。まして「危険な武勇伝」とはもっと無縁な話だ。まるでSF未来小説のような「空想的なこと」「ありえないこと」がこの日本中にあった、ということが祖父の話だったのである。

父方の祖父がこのとき熱意をこめて語ってくれた出来事は一九一八年から一九年にかけて二波にわたり世界中で大流行を見せ、約六億人の罹患者と約八〇〇〇万人の致死者を出したインフルエンザ＝スペイン・インフルエンザのパンデミックを巡ってのものだった。スペイン・インフルエンザの話は本書で幾度も登場することになるのでここでの詳述は避けるが、

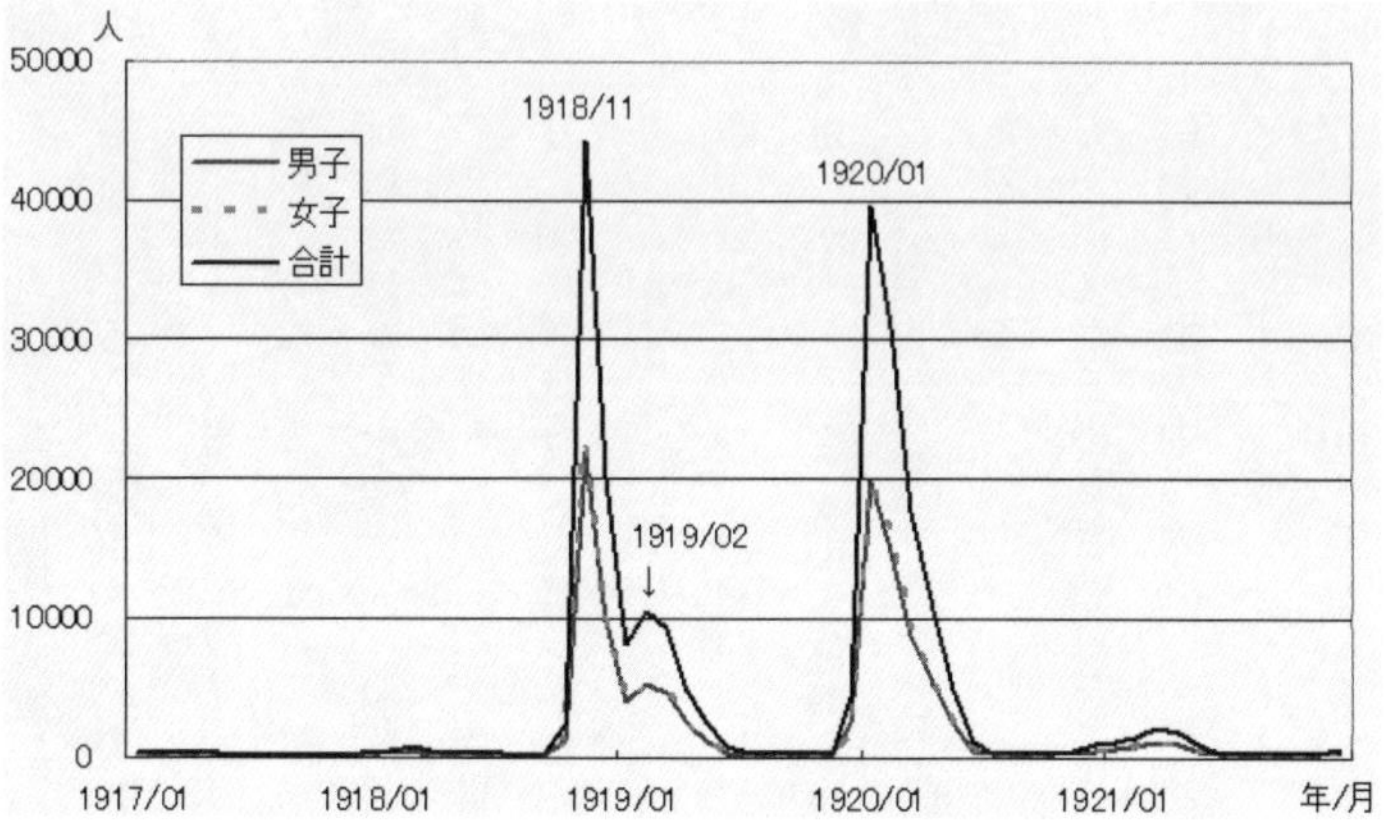

図1　1918年のスペイン・インフルエンザ時の国内致死者のデータ
（東京都健康安全研究センターHPより）

このパンデミックにより日本でも総計で約二〇〇〇万人の罹患者と約四〇万人の致死者を出す事態に陥った。当時の日本の人口が現在の約半分の約六〇〇〇万人ということを考えると、この罹患者と致死者は、まことに恐るべき数字であるといわなければならない。

祖父の話によると、郵便、通信、鉄道などの媒体は感染拡大とともにたちまち途絶状態に陥ってしまったという。これらの仕事についている人がほとんど倒れてしまったからだ。飲食店などは政府の指示以前にどこも休業。肝心の医療施設・病院は医師・看護婦の大半が感染重篤化してしまったため、大部分が閉院。医療崩壊というより、医療壊滅である。対策を講じようにも、総理大臣の原敬や大蔵大臣の高橋是清、外務大臣の内田康哉などにも感染し閣議がなかなかひらけない。警察や軍隊は何とか動いていて、飢餓的な食糧難が生じなかったのがせめてもの幸いだった。祖父は何とか発行が継続していた新聞を通じて世界中の感染拡大を知り、「これは偉いことになった、世界の終わりが来たかもしれない」と毎日のように感じていたという。

一三歳だった祖父の思いは決して大袈裟ではない。約八〇〇〇万人の人間が二年かけてこの世界から消えていったのである。約四年間にわたる第一世界大戦の死者が約一六〇〇万人、約六年間つづいた第二次世界大戦の死者は五〇〇〇万人～八〇〇〇万人とされている。もちろん致死者の数が悲惨の尺度の全てではない。しかし目に見えないウイルスの恐怖の中、世界大戦の死者に匹敵する死人がじわじわと増加し迫ってくる恐怖感というものは、ある意味戦争を

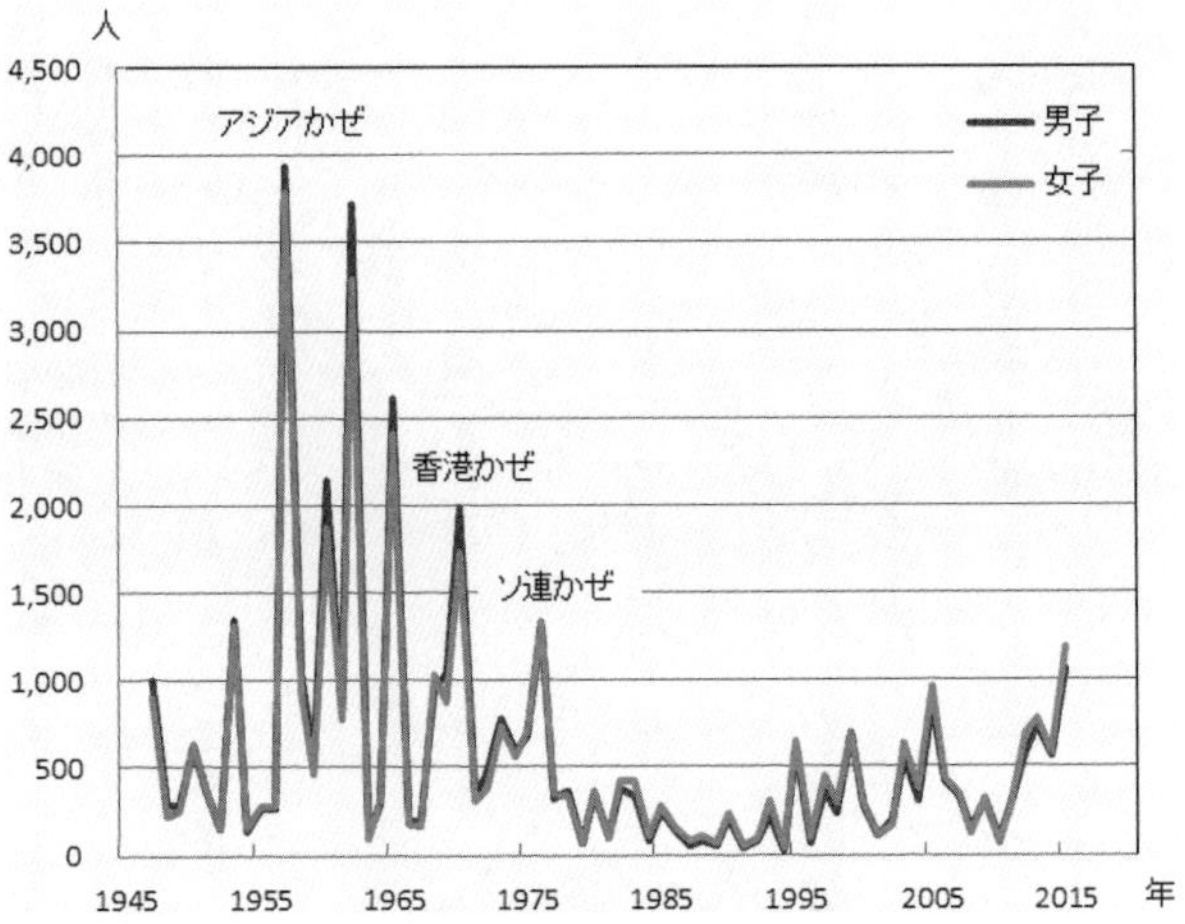

図2　インフルエンザによる国内死亡者数の年次推移
（1945年—2016年）（東京都健康安全研究センターHPより）

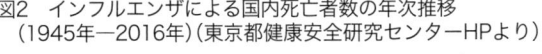

遥かに超える恐怖を少年だった祖父に与えたに違いないと思う。

子供の私はもちろん、そんな恐ろしい数字は知らなかった。もしかしたら数字の話もしてくれたのかもしれないが、イメージ的に想像できなかったせいですぐに忘れてしまったのかもしれない。繰り返しになるが、話があまりにSF的、空想世界的だったからである。しかし子供心に特に憶えている面白いなと思った話は、医療体制が完全崩壊してしまったその世界で、では治療はどうしたのか?ということについてである。

「お医者さんがいなくなってしまったのに、倒れた人たちはどうやって看病したのか?」

愚直ともいえる私の質問に対して祖父いわく「村に漢文を読める頭のいい人がいて、薬草を使い、いろんなことをしてくれた」ということがあったという。彼はそのことについてそれ以上は話さなかったし、孫たちも質問を続けることはしなかった。

すでにこの世にいない祖父に確認する術はないが、これはおそらく、この医療崩壊の最中に起きた漢方薬の見直しと治療への投入という医学史上の事実が、祖父の近辺でも生じていたことが推察できるものだ。漢方薬は医師でなくても使うことができる。また(現代では絶対にしてはならないが)漢方薬草の中には、芍薬《シャクヤク》や地黄《ジオウ》のように山や森にあたりまえのように生えていて採集できるものも少なくないし、生姜《ショウキョウ》や陳皮《チンピ》のように毎日の食生活の一部から取り出すことのできるものもたくさんある。ただし処方を記した漢文を読みこなす力が必要だ。当時は現在のように簡易な漢方の本がなかったからである。祖父のいた村では漢方処方を記した漢文を読める人間がいたのだろう。ちなみに、祖父は漢文が大好きで老年になってもよく読んでいた。もしかしたらこのパンデミックがかかわって漢文の勉強が好きになったのかもしれない。

パンデミックは世界戦争にひとしい記憶を人々に与えることがある。スペイン・インフルエンザの例をあげれば、ときとして「兵士」にあたる医療従事者がほとんど倒れてしまうという、完全な医療崩壊をおこしてしまうこともあった。だが戦争において様々な武器が使われるように、人々はなす術なく立ち尽くしていたのではなく、様々なレベルでウイルス流行に対する「戦い」を必死で演じていたのである。父方の祖父はこの「戦い」の記憶を私たち孫に教えてくれようとしたのであろう。

パンデミックの常連・インフルエンザ

この原稿を書いている現時点（二〇二〇年五月三〇日）、新型コロナウイルス＝武漢ウイルスの全世界での感染者数は約五五〇万人、致死者は約三五万人である。この数字は今後相当に増えるかもしれないし、それほど伸びないかもしれない。ただ、相当数のメディアが、祖父が私に教えてくれた一九一八年のスペイン・インフルエンザと、現在進行形の二〇二〇年の武漢ウイルスのパンデミックを同一視していることに関してははっきりと違和感をおぼえる。流行している武漢ウイルスは「世界の終わり」を予感するような感染症とはとてもいえない。

両者は何が違うのか。まず第一に、武漢ウイルスは非常に感染力が早いが、大半が軽症で完治するウイルス疾患である。一部のウイルスが変異して強毒化しているという説もあるが、依然として大半の人間は、生死を彷徨うような激しい症状と無縁なまま治ってしまう。さらに若年層の重症化率がきわめて低い。この傾向は幼年層になると更に強まる。感染の増大やウイルスの変異によりかなりの例外が生じている事実はここにおいても存在し、若年、幼年で亡くなった方も世界全体の中ではみられないわけではない。しかし基本的に、年配者（しかも他に大きな疾患をかかえている年配者）の重症化が圧倒的に多いのは疑いようのない基礎事実である。

比べて、スペイン・インフルエンザは大半にかなり激しい症状が感染当初からあらわれ、しかも流行当初から、若年層を中心に重篤な症状をもたらしたことがわかっている。武漢ウイルスの疾患症状とはまるで正反対といってよい。しかしだからこそ厄介である。軽症・無症状だと安心している人から感染した先が重症、という場合も頻出するからだ。また重症化した場合に、症状の進行が（インフルエンザ以上に）かなり急激に進んでしまう傾向がかなり存在する。スペイン・インフルエンザの暴れ方が、外見もわかりやすいヤクザやマフィアの攻撃行動だとしたら、武漢ウイルスの方は、一見するとインテリにみえる偽装の得意な反社会勢力、といったところだろうか。

今回のパンデミックが一九一八年以来のものだ、という一部メディアの論調もおかしい。実際は近代を例にとるだけでも、非常に多くのパンデミック状況が世界中で起きている。だいたい、歴史書や大人の伝承は、政治や戦争の世界の災厄を伝えるのは得意であるが、病の流行と社会変化・混乱のかかわりに関しては、あまり頁を割くことがない。「病に対しての戦争」「病に対しての政治」といった話は、どういうわけか歴史論として二の次になってしまう場合が多い。メディアはこうした歴史教育を反映していると考えるべきだろう。

ウイルスが猛威をふるった近世以降の例を、たとえばコロナウイルスの親戚（と、とりあえず考える）のインフルエンザを例にあげて示すと、一八～一九世紀には世界で二五回のインフルエンザの大流行と一二回のインフルエンザ・パンデミックが起き、三〇万人を超える致死者を幾度も記録している。特に一七八一年のヨーロッパでのインフルエンザ流行は深刻で、ローマやイギリスの過半数の人間が感染してしまったといわれている。

二〇世紀のスペイン・インフルエンザの流行ののちも、インフルエンザのパンデミックは幾度も起きる。これはインフルエンザのウイルス変異の速度が非常に早く、免疫やワクチンがなかなかその速度に追いつかないからである。簡略に統計だけ追うと、たとえば一九五七年の「アジアインフルエンザ（アジアかぜ）」は世界の致死者約一二〇万人、日本では感染者約三〇〇万人、致死者約五七〇〇人、その約一〇年のちの一九六八年の「香港インフルエンザ（香港かぜ）」は世界の致死者約一一〇万人、日本では感染者約一四万人、致死者約二〇〇〇人を出しているパンデミックである。

これ以外に比較的、日本で感染者が少なかった一九七七年の「ソ連インフルエンザ（ソ連かぜ）」（世界の致死者約一〇万人）、二〇〇九年の「メキシコインフルエンザ」（いわゆる新型インフルエンザ、世界の致死者約二八万人）なども世界の医療史に名前を残すインフルエンザ・パンデミックとしてあげられる。ちなみにソ連インフルエンザに関しては、ソ連軍の細菌研究所から過失で流出してしまったウイルスが世界に蔓延した、という説が正統派の史学でも有力になりつつある。

実は現在生きている人間の相当数が、数字上は今回の武漢ウイルスの流行に相当する（あるいはそれ以上の）パンデミックを経験していることになるのだ。ちなみに昨年一年間、日本国内でインフルエンザに罹患した人間は推定で約一一〇〇万人（!・）、うち重症者数は二万七〇〇〇人、致死者は約四〇〇〇人であった。若年層、子供の致死者も相当存在しており、武漢ウイルスの感染規模に優に匹敵しているのだ。昨年のこうしたインフルエンザの大量罹患がなぜパンデミックに至らなかったのか、といえば、「インフルエンザ慣れ」しているメディアの思考に私たちも連なってしまったからである。

「パンデミック」は何も武漢ウイルスによって百年以上ぶりに出現した特異なものではない。「病気の大流行」ということは多くの人が思いこんでいる以上に身近で、いつでも起きる可能性のあるものなのだ。

アステカ文明を滅ぼしたウイルス達

病気（特に感染症）の大流行は歴史の流れも大きく変えてしまう。たとえば一六世紀、スペインは新大陸のアステカ帝国とインカ帝国の二大帝国をまたたくまに滅ぼし、その大半を植民地化した。この二大帝国があっさり崩壊したことに関して、スペイン側の狡猾さや軍事力の要素などが理由としてあげられることが多い。しかしアステカもインカもそれほど短期間に滅亡するほど弱体な国だったわけではない。本当の根源的な理由は「病気・感染症の流行」、スペイン人が持ち込んだ天然痘と麻疹の大流行による人口の激減＝国力の壊滅なのである。

ここで基本的な医学知識を整理することにしよう。

感染症の病は、「ウイルス」によるものと「菌」によるものに大別される。ウイルスは宿主に寄生し増殖をはかる微生物であり（ゆえにウイルスを生物とはいえない、とする考え方も根強く存在する）インフルエンザ、ノロ、麻疹、ヘルペス、エイズ、ポリオなどはウイルス性疾患にあたる。

このウイルスは数十万年の進化を一年のような短期間で達成させてしまうような、ある意味、地球上最強レベルの「生物」（あるいは「生物的存在」）である。抗生物質などに対してもただちに進化対応ができてしまう。これはウイルスの遺伝情報が数十から数百しかないせいで、数十万単位の遺伝情報を有している多くの生物とは「進化」の意味が完全に異なっている。だからインフルエンザウイルスや風邪ウイルスに抗生物質を投与することにあまり意味はない。ところがそんなスーパーパワーを有している反面、寄生している動物の体を離れて空気中に移動するとウイルスは短期間であっさり死滅してしまう。寄生先の宿主がなければ彼らは生きていけない。どんな超ウイルスが出現しようが、ウイルスは「宿主」の問題とは無縁であることは不可能なのだ。

これに対し、コレラ、破傷風、結核、梅毒、ペストなどの「菌」は独自に存在できる力をもっているが、逆にウイルスのような「離れ業」を演じることはできない。このため、数々のワクチンに加えて二〇世紀半ばに抗生物質ができてからこれらの病の多くは急激に弱体化し、人々を苦しめることが少なくなっていった。もっとも最近、菌に関しても「耐性菌疾患」といって、菌の側で薬に対して抵抗力を身につけているものが多くなっていることに注意しなければならない。この耐性菌疾患のせいで、過去の病と思われて久しい結核などは、近年、日本国内での発病者が増加傾向にある。

ウイルスは宿主と「共生化」をはかる本能（というより本能的行動）を有している。この本能は、菌にはそれほど強くない。ゆえに、ウイルスは人類などの動物に寄生して、致死に追い込むほどの猛威を振るう場合もあるが、感染がある一定の段階になると、「宿主を絶滅させては我々も生きていけない」という暴走化を止めるブレーキが本能的に働いて、感染力が弱まり、ウイルス自体が弱毒化する。

従ってウイルスが宿主を滅亡させてしまうということはありえないし、ウイルスの流行にはかならずピークとそのあとの鎮静化・下降線がある。たとえば大パンデミックだった一九一八〜一九一九年のスペイン・インフルエンザに関しても、一九二〇年後半あたりになると、あの狂乱的事態がまるで幻だったかのように流行は終焉してしまい静かになった。ただしウイルスは一時的に静寂化しただけでこの地球から姿を消すわけではない。機会があれば変異・進化した形でまた「宿主さがし」の一暴れをしようと成りをひそめている。これは感染する側の動物の免疫力とは全く別の問題である。喩えるなら菌よりもウイルスの方がしたたかで、感染症絶滅をもくろむ人類科学と「いたちごっこ」を繰り返しているのだ。

ウイルス研究の泰斗、中屋敷均氏はこのウイルスの本能に関して、次のようにいっている。

…ウイルスは生きた宿主の中でしか増殖できないため、宿主がいなくなれば、自分も存在できなくなる。理屈の上ではウイルスにとって宿主を殺してしまうメリットはきわめて乏しく、積極的に宿主を殺すような「モンスター」は、いずれ自分の首を絞めることになるのだ。ホストジャンプを起こしたウイルスが、その初期に新しい宿主を殺してしまうのは、その宿主上でどのように振る舞ったら良いのかわからない「憂えるモンスター」が自らの力を制御できず、暴れているに過ぎないという見方もできないわけではない。

『ウイルスは生きている』中屋敷均

アステカ・インカ文明の話に戻ろう。スペイン人の進出以来、新大陸＝南北アメリカ大陸には幾度となく天然痘と麻疹の大流行が発生するようになった。特に天然痘の流行はすさまじいものがあって、その都度、新大陸の人々は大量死を重ねていった。

スペイン本国には天然痘ウイルスも麻疹ウイルスも新大陸侵略の遥か以前から存在していた。スペイン人は何故平気だったのか？古代以来、これらの病は当たり前のようにヨーロッパで繰り返し流行し多くの人が感染していたので、歴史的に免疫ができてしまったこと、更に既述のウイルスの弱毒化の本能により、この時代には必ずしも死病ではなくなっていたのである。アステカを例にとれば、スペイン人進出前に二〇〇〇万人以上いたとされるアステカ人は、一〇〇年後、わずか一〇〇万人前後までに激減してしまったのだ。

ここで、次のような疑問を感じられる方がいるに違いない。「二〇〇〇万人以上↓一〇〇万人」というのは、完全絶滅とは言わないまでも、ウイルスが「宿主の世界そのもの」を食いつくしてしまったといえるのではないだろうか、という疑問である。

この疑問には次のように答えるのが正解である。アステカ人やインカ人たち、南北アメリカ大陸は、家畜というものがいっさい存在しない、植物からタンパク質をほとんど一〇〇％摂取する人類史でも稀有な文明であった。大部分のウイルス性疾患というのは、「動物から人へ」が基本であって、家畜を保有する文明はたとえ肉食でなくても、発生以来どこかでウイルス性疾患に対しての免疫を獲得しているものなのである。たとえば日本列島にもこの免疫はすでに存在していたため、スペイン人、ポルトガル人たちが天然痘ウイルスを一六世紀の日本に運んでも、どういう変化は起きなかった。

後述するように日本でも古代では天然痘はかなりの難病であった。七世紀の聖徳太子や八世紀の藤原四兄弟（武智麻呂《むちまろ》、房前《ふささき》、宇合《うまかい》、麻呂《まろ》）の死因は天然痘であり、七三五年の天平の大流行では日本全国で一〇〇万人以上といわれる致死者をもたらした。しかし日本人は（全体として必ずしも盛んではないとはいえ）肉食文化の時代を有している。また馬や牛などは捕食しないとはいえ家畜として相当保有してきた。基本的なウイルス免疫は縄文時代以来、日本に存在する。加えて、歴史的な天然痘への免疫もどんどん蓄積され、一六世紀くらいには、伊達政宗のように幼少時に罹患し身体能力の一部を失うことはあっても、皆が命を失う病ではなくなっていた。

興味深いのは、アステカ文明の医術だ。アステカの医術は外科に関しては相当なレベルで、癌や腫瘍への外科手術が頻繁におこなわれていた痕跡さえ認められる（ただし正式な文字記録が存在しないため、今のところ医学史上の事実とはみなされない）。ところが内科的な薬学に関しては発展の痕跡がほとんどみられない。しかも外科手術に付きものの手術時のウイルス感染もみられなかった。これはこの文明がウイルス疾患と無縁な、信じられないほどに「清い」文明の保有者だったということを意味している。

あるいはこういう説も成り立つだろう。天然痘と麻疹の打撃だけならアステカ文明は助かったかもしれない。ところが両者に続き、様々なウイルス性疾患が次から次へとこの文明にごく短い期間に襲い掛かっていく。新大陸に来襲した感染症の中には、おそらくインフルエンザ、様々な風邪の類もあったに違いない。ウイルスの側の弱毒化の問題でなく、人間側(宿主側)の免疫力の問題が、新大陸をウイルスの完全な天国に変えてしまったのである。

梅毒の「報復」が世界を変えた

こうしてアステカ人(インカ人も)わずかの間に全滅寸前まで減少してしまった。パンデミックが歴史の流れを変えたのだ。スペインは天然痘などの病(感染症)を「武器」にして、アステカやインカの征服に成功したといってよいかもしれない。ただし新大陸文明は逆に、自分たちの大陸にしかなかった風土病をスペイン人を通じて世界に大きく蔓延させ、ある程度の「報復」に成功している。その風土病は、二〇世紀半ばまで世界中を悩ませた難病の梅毒菌(梅毒トレポネーマ)によるものであった。梅毒はウイルスによるものではないが、一六世紀以降のヨーロッパに、とてつもない打撃を与える感染症になったのである。

その感染力は主に性行為を通じてのもの「だったから」、というべきか、「にもかかわらず」、というべきか、すさまじいスピードで広がっていく。

最初に梅毒が新大陸からヨーロッパに伝わったのは一四九二年のコロンブス探検隊を通じ

てのものだった。つまり、スペインの新大陸侵略より早くに「報復」は開始されたことになる。この二年後のシャルル八世のフランス軍によるナポリ包囲戦のときに早くも大感染が記録され、フランス軍もナポリ軍も梅毒で壊滅状態に陥り、戦争どころではなくなってしまう。シャルル八世自身も梅毒に感染している。その後、ヨーロッパの国王ではフランソワ一世やヘンリー八世、芸術家ではシューベルト、シューマン、マネ、モーパッサン、ボードレールなどが梅毒に感染し苦しめられた。パリでは一時期、市民の三分の一が梅毒感染を引き起こしたという。まさに「梅毒パンデミック」である。

梅毒は「報復」と関係ないアジアにも容赦なく広まった。一五〇五年には中国（明）の首都の北京で、さらに一五一二年には日本列島ではじめて罹患者が出現した。この時代、東西世界の交流路はまだ確かなものになっていない。海路に関していえばヴァスコ・ダ・ガマのインド航路発見は一四九八年のことであり、陸路についても、一三世紀に東西をいったんつなげたモンゴル人の活動もだいぶ弱まっていた時期にあたる。ルイス・フロイスなどキリスト教宣教師がヨーロッパから日本に来るまで、最短でも二年の時間を要したという。にもかかわらずこの梅毒の感染スピードはまさに驚天動地といっていい。

日本の梅毒パンデミックは特に戦国時代に集中している。有名な感染者は加藤清正や黒田官兵衛、結城秀康（家康の次男）などだ。こうした戦国武将の多くは芸娼を通じての感染だったと思われる。後述するが医学者レベルの医療知識を有していた家康などは梅毒への警戒から、芸娼の類を一際近づけないようにしていたという。流行は江戸時代になっても続き、杉田玄白は「私のところの患者の七割は梅毒だ」と書き残しているほどである。もっともこの時代になると、歴史的な免疫と菌の弱毒化（既述したように、菌もウイルスほどではないが人類と共存傾向を持つ）により、梅毒に感染しても致死に至る割合はかなり減少、罹患者でも長命を保つ人間は珍しくなくなっていた。

梅毒の症状は四期にわけてあらわれる。まず感染後三月以内に、陰部や口腔に硬いしこりができる。この第一期のあと約三年くらいで、全身発疹の第二期がやってくる。症状がいよいよ重篤になるのは潜伏期間を経たあとの第三期からで、この時期には顔や内臓がただれたりゴム状の瘤ができたりし、鼻が欠けたりする。梅毒の罹患者のイメージが強いのは、この第三期の頃の症状の出現者によるものが大きいといっていいだろう。最初の感染から一〇年を過ぎた第四期では脳や神経が冒されて、死に至る危険性があらわれる。現在では完全に否定されているが、ヒトラーが梅毒に青年期に感染、二次大戦末期には脳性麻痺段階だった、と荒唐無稽な説が唱えられたことがあった。ヒトラーを巡ってのこのような都市伝説はヨーロッパでこの梅毒の末期段階を人間の狂気、すなわち梅毒感染の第四期とむすびつける風潮があったがゆえである。

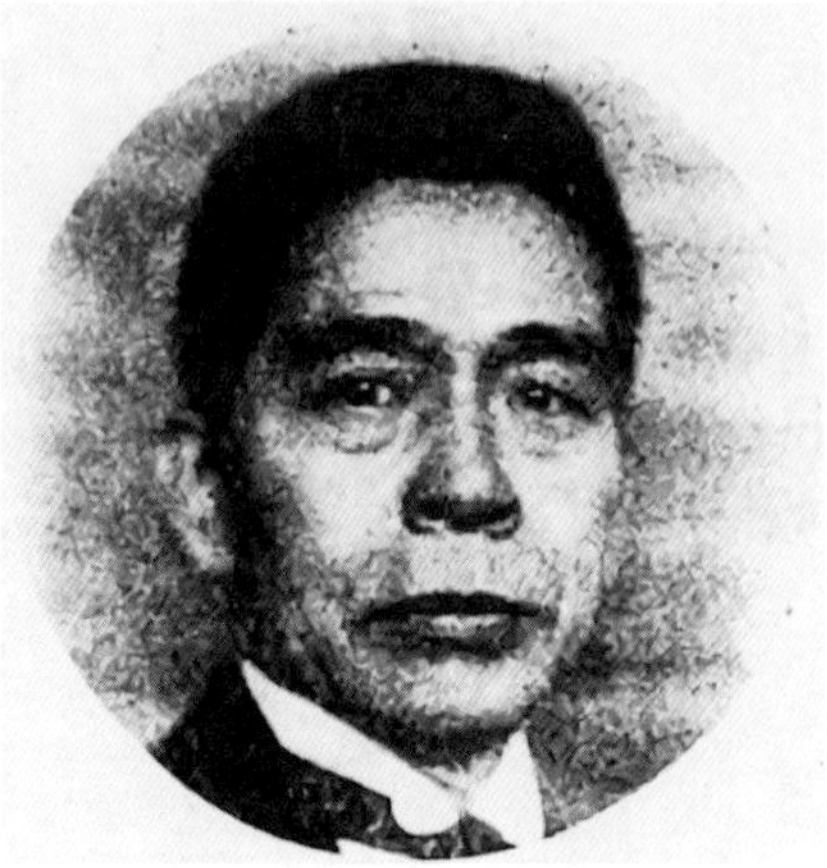
図3　サルバルサンの開発者の秦佐八郎

梅毒への根源的な対処法はなかなかみつからず、欧米・中国・日本などでは水銀の服用が梅毒に効果があるという迷信治療が流行したこともあった。シューベルトなどはこの水銀治療によって寿命を縮めてしまったといわれる。この梅毒に対する根本治療薬のヒ素化合物「サルバルサン」が世界に出現するのは一九一〇年である。新大陸の「報復」はここにようやく終焉の兆しをみることになる。

この医薬品はドイツ人のパウル・エールリッヒと日本人の秦佐八郎の共同研究により世に送り出されたものだ。加えてよく知られているように野口英世も梅毒の解明に大きく貢献している。ちなみに野口も秦も梅毒研究・治療に関しての功績からノーベル医学・生理学賞の有力候補にあげられたが、東洋人への差別的感情のゆえに受賞を逸したのは有名なエピソードだ。後述するが、この頃から日本の医学・薬学は世界的水準の発明を多くするようになり、世界の「病との闘い」の場に多くの日本人が名を残していく（なお現在では梅毒治療はペニシリン系の抗生物質によりおこなわれるのが一般である)。

梅毒のパンデミックは、武漢ウイルスのマスク着用のように、ライフスタイルの歴史にも大きな変化をもたらした。鬘《カツラ》は、梅毒でただれた頭皮を隠すためのものとしてヨーロッパ貴族にはじめて流行した。また、梅毒感染の原因である性交渉は忌むべきものとされ、ルネサンス時代に大きく奔放化していたヨーロッパの性文化は急激に禁欲的な色彩を強くする。ルターの宗教改革、イギリスのピューリタニズム、アメリカ独立戦争などの出来事は、梅毒パンデミックによる禁欲主義文化の深化の中で起きていった。「流行病」「感染症」が新大陸の歴史を変え、その流行病への「報復の病」は新大陸以外の歴史を変えることになったのだ。

「倭国大乱」のパンデミック

日本の歴史とパンデミックのかかわりはどうであろうか。文字記録の上での我が国はじめてのパンデミックは『日本書紀』の崇神天皇・即位五年に起きている。

この年、疫病が国内に大流行し、人口の半数が致死したことが『日本書紀』に記されている。翌年には疫病はますます広まり、農民は流浪するもの、反乱を起こすものまであらわれ、国内はすっかり混乱状態に陥ってしまった。『日本書紀』には次のようにある。

…五年、国内多疾疫、民有死亡者、且大半矣。六年、百姓流離、或有背叛、其勢難以徳治之。

『日本書紀・巻第五』

このとき大流行した伝染病・感染症は何だったのだろうか?

ウイルスの発生というのは非常に面白いもので、たとえば南極の氷の中なり、海の奥底なりに数億年も潜んでいるものが何等かのきっかけで地上にあらわれることもある。一説には億単位の種類のウイルスがこの地球のどこかに潜んでいるという。あるいは中国で頻出するように、捕食をやたら繰り返すうちに突然変異が起きて人間感染が起きることもあり、またたとえばエイズのように、アフリカの限定された地域での風土病ウイルスが世界に突然拡散しはじめることもあるのだ。

病原「菌」についてはやや事情は異なり、もちろん未発見のものもあるが、とてつもない種類の菌がどこかに隠れていたり、捕食活動で突然変異を起こすというようなことは現在の地球上ではあまり考えられない。数十万種類が存在しているというのが大体の通説である。いずれにしてもこの地上に存在しただけではウイルスも菌も厄介な存在にはならない。(まさにエイズが典型なように)ある段階からウイルスあるいは菌が閉ざされていた地域・空間が世界と頻繁に交流することにより感染症の伝播がはじまる。感染症の類の病気は（この点は菌にもあてはまるが）人口の増大による都市化とも非常に関係が深い。有史以前に存在しなかった人間の生活・居住の密集が人から人への感染を引き起こしやすくするからだ。

日本にウイルス性疾患などの伝染病が大陸から大量に伝播してくるようになったのは、大陸との交流が盛んになりはじめた弥生時代の後半から古墳時代の初期の頃であると考えられる。この時代には日本列島の人口は百万人をこえ、万単位の人口の都市も次々にできるようになってくる。崇神天皇は考古学的推定では三世紀前半から後半の人物と考えられるが、この三世紀はまさに、伝染病が流行開始する「大陸との交流」「都市化」などの条件が揃いはじめた時代だった。

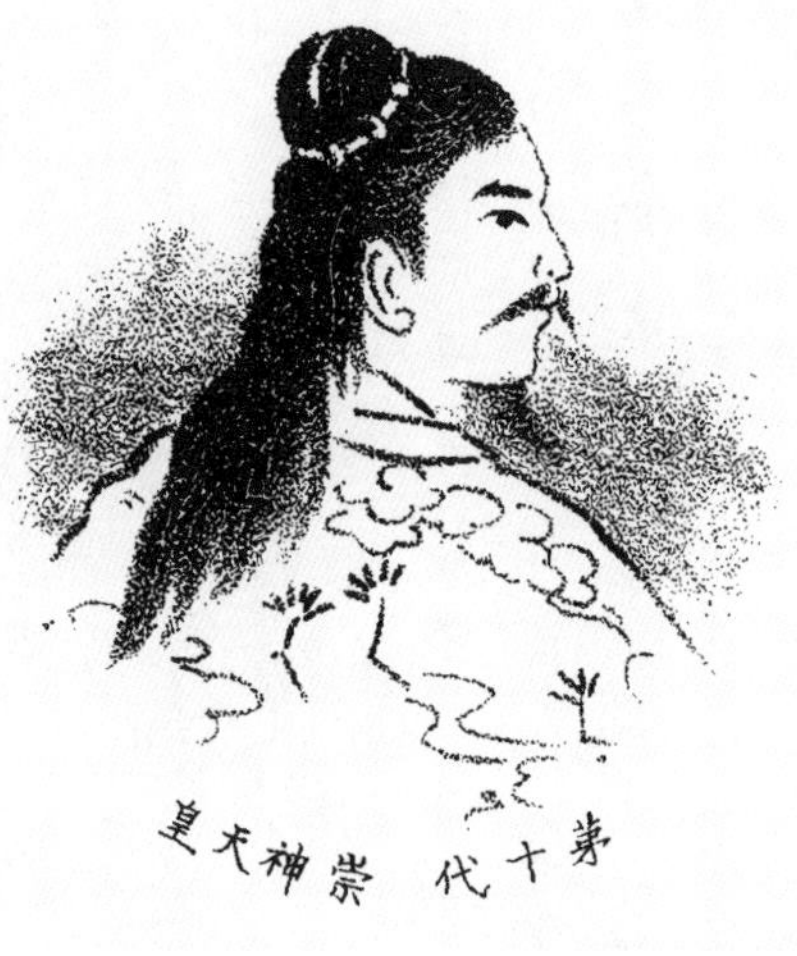

図4　パンデミックと戦った我が国最初の指導者・崇神天皇

以上を前提にあらためて、『日本書紀』がいうこの崇神五年のときの大疫病は何だったのだろうか、を考えてみる。麻疹説がたとえば存在する。麻疹は空気感染も多量に引き起こす、ウイルス疾患の中でも最も強い感染力を有した伝染病で（感染力の強さはインフルエンザや武漢ウイルスの比ではない）、日本では歴史上、実に一〇一回もの流行が記録されている。世界の地域では人口激減をもたらす麻疹流行も歴史上みられる。しかし麻疹が世界史の記録にはじめて登場するのは七世紀と比較的新しい時代になってからである。日本でも麻疹の流行記録は平安時代半ば以降に始まる。三世紀の日本にはまだ伝播していないとみるべきだろう。

インフルエンザ（あるいは何等かの風邪ウイルス）はどうだろうか。紀元前五世紀のヒポクラテスの時代から世界中でインフルエンザ流行は存在している。しかしヒポクラテスが「嵐のように暴れまわり、いつのまにか過ぎ去っていった」と記すインフルエンザあるいは風邪ウイルスは、いきなり人口を半減させるような力はもってはいない。感染が短期間で終わってしまうからである。

日本人の多くを長きにわたり悩ますことになる結核（結核菌）は弥生時代に大陸から伝播したことが考古学の見地から判明している。縄文時代遺跡の遺骨からは一例も発見されなかった結核の痕跡が、弥生時代の遺跡・遺骨からは大量に発見されているからである。結核の感染も大いに古代日本の人々を悩ませたであろう。しかし結核もいきなり人口の半数を黄泉の国に連れていってしまうほどの破壊力はない。インフルエンザや風邪ウイルスたちが嵐のように暴れまわり過ぎ去り消えていくのだとしたら、結核菌はジワリジワリと生きている人間を苦しめ不意に死をもたらすタイプの病である。

以上のような推論を重ねていくと、崇神天皇の御代のパンデミックの病は天然痘と考えるのが妥当であろう。医学史的にもこの時の流行を天然痘とする考えが多数説である。日本列島に（おそらく）はじめて上陸した天然痘ウイルスは、大陸の玄関口として栄えていた北九州の都市から瀬戸内海を渡り、大和朝廷の本拠地があったと考えられる纏向地方や、のちに朝廷をいったん移動する大阪の難波などの都市に感染を広げていったのであろう。新大陸と違い基礎免疫はあったが歴史的な免疫力がまだ少なかった日本列島の人々は、この天然痘ウイルスの侵入に大打撃を受け混乱状態に陥ったのである。

崇神天皇はこのパンデミックにいかに対処したか。天皇は疫病の大流行が始まった翌年、まず天照大御神《あまてらすおおみかみ》と倭大国魂神《やまとおおくにたまのかみ》の二神を宮中の外に出して祀り、疫病の鎮静化を願ったが効果はなかった。翌年になり大叔母の倭迹迹日百襲姫命《やまとととひももそひめ》に大物主神《おおものぬしのかみ》が乗り移り自分を祭祀するように託宣、さらに大物主神は天皇の夢に現れて「自分の子孫の大田田根子《おおたたねこ》を探し出し、彼を通じて私を祀りなさい」といった。天皇は大田田根子をみつけ、即位七年に大物主神を祭祀し、流行はようやくおさまったと『日本書紀』は記している。

『後漢書』『三国志正史（「魏志倭人伝」）』などの中国の歴史書には「倭国大乱」という状

況が二世紀末〜三世紀の日本列島で存在したとあり、「魏志倭人伝」はこの混乱を収拾するために女王卑弥呼が倭国・邪馬台国の王に就任したと記されている。私は常々、各所で論じるように、中国側の恐しくいい加減な史書を前提に「邪馬台国論争」「卑弥呼論争」をすること自体無意味であり、邪馬台国がどこだろうと卑弥呼が誰だろうと、どうでもいいと考えている。ただ、中国の史書が揃って「倭国大乱」を指摘していることに関しては、何らかの事実性を感じることができる。そのようなごく限られた意味において中国の史書を参考におくことは不可能ではない。

何かの大混乱が日本列島にあったのだ。多くの歴史学説はこの「倭国大乱」を「国内戦争」と考えるが、私はこれは、日本列島が直面したはじめての疫病による大量死、それによる大きな政治的混乱を意味するのではないかと以前より考えている。もちろん、未知の疫病の大量死の中、パニックに起因する小さな戦争も国内で惹起されたであろう。しかし日本国内で政治的利益をめぐり、何十年もの間、大戦争が継続するということはありえないと思うし、その痕跡も日本側の記録にはみられない。

注意すべきなのは、この疫病の流行終息の話に、宮中祭祀の大物である倭迹迹日百襲姫命（最近の「邪馬台国論争」では卑弥呼に比定される有力の人物という）が深くかかわっていることである。中国の歴史書では「倭国大乱」を鎮めたのが卑弥呼の即位ということになっているが、史実は倭迹迹日百襲姫命の霊的な儀式の力を借りて崇神天皇が日本列島の疫病にはじまる混乱を終息させたのであろう。この終息には軍事的な側面もある程度、含まれている。よい証拠に、この即位七年の疫病鎮静化の少しのちの即位一〇年、崇神天皇は四道将軍(大彦命《おおびこのみこと》、武淳川別命《たけぬなかわわけのみこと》、吉備津彦命《きびつひこのみこと》、丹波道主命《たんばみちぬしのみこと》)を日本各地に派遣、大和朝廷の政治的支配の強化をはかっているのだ。

これらのことから私は次のような推測が可能であると思う。二世紀後半以前の日本列島は中小の王国・地方勢力がゆるやかにまとまった平和な時代だった。しかし大陸からもたらされた感染症(おそらく天然痘)の大流行により列島全域にパンデミック、パニックが起きた。この危機的事態＝「倭国大乱」を収拾するため、各勢力の中でも支配的な力のあった大和勢力が祭祀を強化し、混乱収束に全力を尽くした。天然痘流行はやがて終息を迎え、祭祀に基づく政治力・軍事力を強めた大和朝廷の全国支配が再強化され、日本は対外的にも国家らしくなりはじめていく。この困難な状況はおそらく、日本国家の一番最初の危機でもあった。三世紀の日本人はその危機を力を尽くして切り抜けたのである。

最強の対パンデミック兵器・日本漢方

日本国家の黎明期にもパンデミックが大きくかかわったのだ。「病との戦い」は激烈をきわめ、あまりにも多くの犠牲者をもたらしたが、日本国家のまとまりを強化することに結果的に大きく資することになった。

ふつう、統一国家の成立には（たとえフィクショナルなものであっても）対外戦争の経験によるナショナリズムの喚起が必要とされる。フランス革命後の対外戦争やアメリカ独立戦争、（ドイツの）普仏戦争はそれにあたる。『日本書紀』『古事記』が神武東征やヤマトタケルの僻地征伐の話を重視するのもそれゆえである。

しかし日本史の黎明期の対外戦争はどれも「穏和な内戦」という意味合いが強い。神武天皇やヤマトタケルの敵対者のどれも「外国勢力」にはとてもあてはまらない。大量死や大量殺戮もほとんど起きない。そこで七世紀の白村江の大戦を我が国はじめての対外戦争と位置付け、それがナショナリズムの源流を形成したとする論者もいる。確かに白村江の戦いは大規模なものであり、この敗戦が律令体制の確立と整備を呼び込んだ面は否定できない。だが白村江の戦闘は朝鮮半島でおこなわれたものであるし、戦争の第一目的は百済の救済だったことにも注意する必要がある。

我が国・日本は対外戦争などなくてもナショナリズムを静かに、強く有することができる「和の国」という特殊な国なのだ、という意見が原則論としては正しいのであろう。しかし、戦争などする必要もないこの平和な日本列島にあっても「得体のしれない災厄」はやってきた。「黄泉の国」との戦いである。この戦いに人々が恐怖と希望、救済しあうということで国家意識はより強いものになっていった。不意にやってきたこの「戦い」が、天皇皇室を中心にすでにまとまりつつあった日本国家の団結力を決定的なものにまで高めた。崇神天皇はこの「戦い」を演じた日本史上はじめての政治的指導者といえるのではないだろうか。

しかし崇神天皇のパンデミックへの「戦い」の「武器」は、祭祀すなわち祈祷や呪術しかなかった。もっとも祈祷や呪術を非医学として侮ることは必ずしもできない。本書の後半で述べるように、「偽薬＝プラシーボ」の医療世界は意外に奥が深いもので、これは祈祷や呪術の世界が何だったのか、考えさせてくれるものである。我が国は祈祷や呪術に関しても陰陽道という、中国にはない独自の世界を早々につくりあげ、この陰陽道をやがて律令体制の中務省の一組織として配置する。これは祭祀・祈祷・呪術が、「病」に代表される得体のしれない「侵略者」「異勢力」に対しての重要な対抗武器だったことを意味している。

今一つの「武器」は言うまでもなく、薬や医術である。それまでの日本に薬や医術の類がなかったわけではないことは後述する『大同類聚方』が示す通りである。しかし大陸との交流で激増しはじめた伝染病に対処するために、それまでの日本の中の薬・医術ではとても間に合わないということを、古代の指導者たちは痛感したのであろう。『日本書紀』によれば外国医学の伝来は崇神天皇から数代のちの允恭天皇の御代である。「武器」すなわち薬・薬学の強化が始まったのだ。面白いことに、七世紀後半に確立された日本の律令制度では「科学的」な医学機関、内薬司（のちに典薬寮に発展）が、中務省で「非科学的」な陰陽寮のすぐ近くに位置付けられている。両者が、伝染病という得体のしれないものと戦うための水陸両軍のような近しいもの、と考えられていたことがわかる。

こうして創始された日本の伝統医学・漢方医学は、その後、実におどろくべき展開をみせ、その成果を今日にまでもたらすことになっていく。「漢方」というと何となく古い、過去の迷信的医学だ、というイメージをお持ちの方もいらっしゃるかもしれない。しかし実際は二一世紀の現在、世界中の人間が直面しているむずかしい病気の多くが漢方によって治癒＝解決可能なのである。しかもその多くを日本人が開発し、すぐれて使用応用している。このことは本書を読まれる方々に是非とも知っていただきたい。

また漢方薬の長い歴史によって、日本人の医学的思考は大いに鍛えられたことも見逃すことはできない。漢方薬を考えることによって日本人は西洋医学への志向も得ることができたのだ。そのことについて最新といえる事例を提供するのが、大流行している新型コロナウイルス＝武漢ウイルスに対して、現段階で今、治療薬としての認可に最も近いといわれるアビガン（ファビピラビル）を開発創薬した白木公康博士である。彼は、風邪薬の漢方として多用されている葛根湯《カッコントウ》の作用を研究する業績を、アビガン開発に結びつけていったという。日本という国の「防衛力」は、軍事力の面だけでなく、医学力においても底力を有し、その力は日本のみならず世界を支えているのである。

今や日本の薬学・医学は西洋医学レベルでも世界最先端に位置する。それは何もオランダ（江戸後期）、ドイツ（明治～二次大戦前）、アメリカ（二次大戦後）の医学を巧みに剽窃したから、ではない。室町時代から江戸時代にかけての日本の伝統医学＝漢方はすでに世界レベルになっており、それが下地になってはじめて、近代以降の華々しい西洋医学での成果も得られたのである。白木博士の研究成果はその大いなる例の一つといえるだろう。崇神天皇の御代から始まったパンデミックとの戦いは、日本文化のある面を、実におそろしいほどに成長させることに成功したのだ。

本書ではまず、日本の伝統医学＝漢方の正体について、歴史・科学・個人的体験などから掘り起こしていき、文化論としての日本漢方の姿を私なりに描いてみたいと思う。「医学大国・薬学大国・日本」の一つのパンフレットになれば幸いである。そして後半では、二一世紀の現在、大きなパンデミックとして日本と世界を襲っているこの新型コロナウイルス＝武漢ウイルスに対する対症方法が、日本の伝統医学、あるいは日本の伝統医学から派生した日本の医学や薬学でいかにして対応できるかを述べていきたいと思う。教養の書というばかりでなく、現実的に役立つ知識の書として読み込んでくだされればさらに幸いに思う次第である。

第一章　漢方薬の様々な力について

2　漢方VS蘭方

自身が医師資格をもっていた手塚治虫は『きりひと讃歌』『ブラック・ジャック』など数多くの医学関係の物語を描いたが、そのうちの一つに『陽だまりの樹』という作品がある。作品の主人公の手塚良庵は手塚の曽祖父で、江戸時代後期から明治初期にかけて実際に活躍した蘭方医である。

ちなみに（話にときどき出てくる）良庵の父の二代目良仙も蘭方医である。手塚の血筋には医学の系統がもともとかなりあったようだ（なお良庵は良仙の死後、良仙を襲名したため、良庵が三代目良仙と呼ばれることもある）。遊び人だが正直で我欲の少ない良庵の周囲にはたくさんの有志の幕末志士たちが行き来し、様々なドラマを展開する。基本的には「幕末歴史もの」といっていい話なのだが、ところどころ、当時の医学の話も盛り込まれており、これが物語全体話にボリュームをもたせようとする「医師・手塚治虫」のなかなかの作為だということがよくわかってくる。

たとえば話のクライマックスの一つ、安政五年（一八五八年）のコレラの大流行の話である。この年、ペリー艦隊が二度目の来日を長崎に果たすが、艦隊のうちの一隻のミシシッピ号船員からコレラが国内に流入、またたくまに日本全域で感染拡大し、江戸だけで三万人以

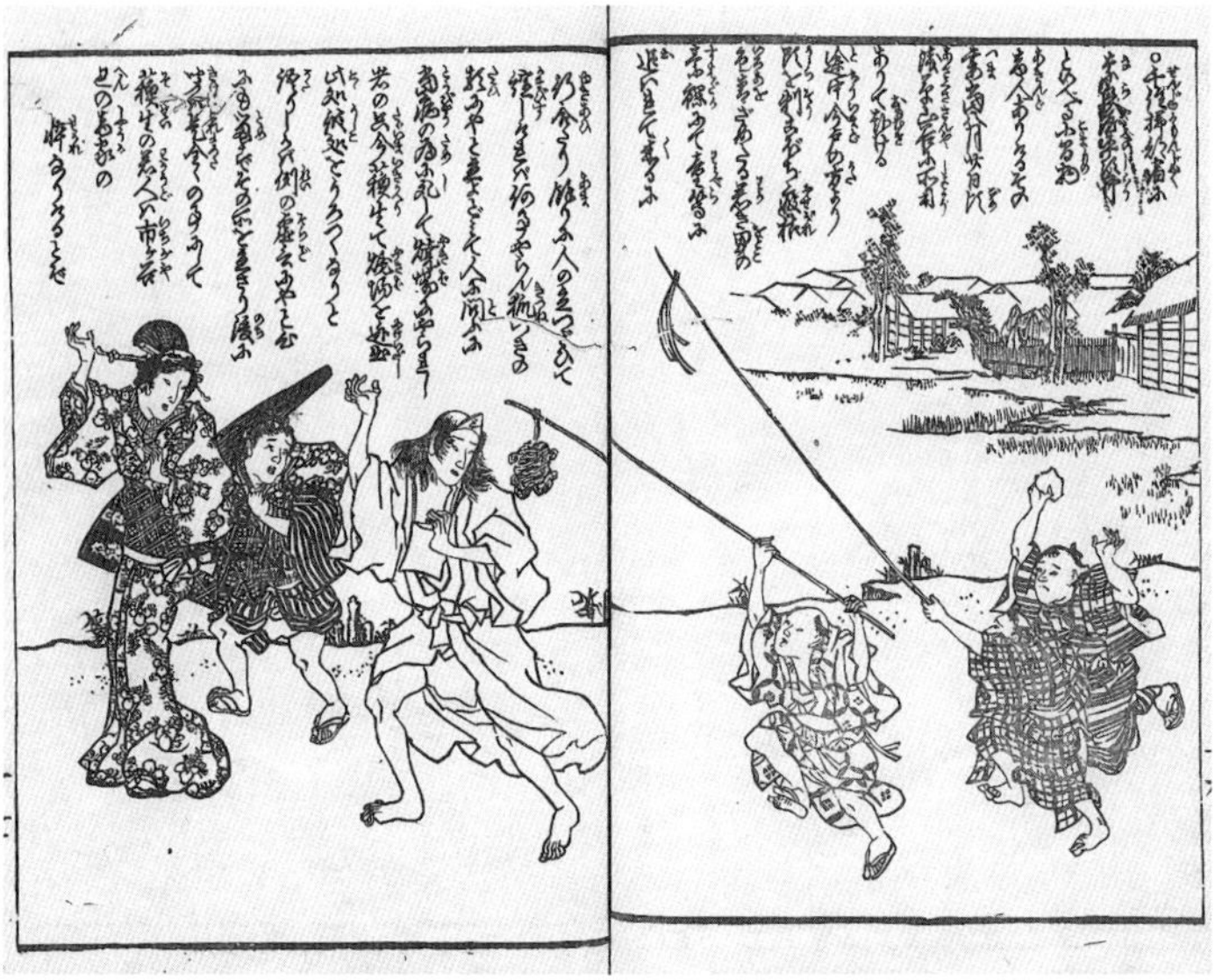

図1　安政期のコレラ流行の絵画(『安政箇労痢流行記概略』国立公文書館所蔵)

上が死亡する状況になる。罹患すると猛烈な下痢と痙攣を引き起こし、数日内にあっけなく死亡してしまうので「コロリ」というあだ名がつけられたほどだった。

コレラの大量の罹患は古代から世界のいたるところで存在したが、不思議なことに近世まで世界的な広がりをもったことはなく、数回に渡る世界的流行のほとんどは一九世紀に集中している。たとえばトーマス・マン作の『ヴェニスに死す』は一九一〇年頃のヴェニス（ヴェネチア）がコレラにより死の街と化していく様を描いているが、このときの流行が現段階で史上最後のコレラのパンデミックである。もっとも二一世紀の現在もコレラは完全に絶滅した病気、というわけではなく、現在でも年間数万人単位でのコレラ致死者が第三世界を中心に報告されている。

さて、混乱する江戸の街の中を良庵は治療に奔走する。当時、医学の主流派を占めていた幕府官医の漢方医たちは患者たちに様々な薬を投与するが一向に効き目はない。困ったことに、こんな絶望的な状況に陥ってもなお、体制派の漢方医たちは蘭方医学排斥をやめないでいる。パンデミックはますます深刻化、官医の漢方医までもがコレラに感染して死亡、やがて一三代将軍の徳川家定までがコレラで病死してしまった（家定の死因については脚気説とコレラ罹患説があるが、手塚はコレラ罹患説を採っている）。なす術ない世間の人々は漢方医への絶望を高め蘭方医への期待を強めていく。だが良庵たち蘭方医にも決定的な治療法があるわけではないのだ。当然のことで、コレラの正体であるコレラ菌のコッホによる発見は一八八四年のことだし、コレラのワクチンの開発はさらにずっとのちの一九六〇年代になってからなのである。正直者の良庵は途方に暮れてしまう。

ところが、良庵が（師匠の緒方洪庵から教示されていた）コレラの治療法を駄目で元々と始めたところみるみる患者たちを症状の改善へと導いていく。洪庵の方法はオランダ人医師、ポンペに教えてもらったもので、コレラ患者にはひたすら塩と水、さらには下剤を飲ませ、脱水症状にならないように配慮しつつ下痢をあえて続けさせる、という実にシンプルなものだった。

この治療法を「塩水療法」といい、ワクチン開発まで一番有効なコレラの治療法であった。つまり、体内の病毒＝コレラ菌を外部にすべて流出させるまで繰り返し排泄させていくというやり方である。傍から見ればたいへんな荒療治であるが、この手法をおこなえば、たとえワクチンがなくてもコレラの大半が完治することは現代医学でも認められている。なお罹患中の経口による水分・塩分摂取は患者にとって非常に苦しいものがあるので、一九三〇年代に輸液点滴が一般的に可能になってからはコレラ治療＝塩水療法に点滴は欠かせないものになっていく。

漢方薬とスペインインフルエンザ

『陽だまりの樹』の中での蘭方医と漢方医の描かれ方は、蘭方医＝「近代的正義」、漢方医＝「前近代的迷信」というようなイメージであるといっていい。もちろん、漢方医学が安政のコレラ・パンデミックに対してほとんど打つ手がなく、これに対して蘭方医学の方が数多くの日本人を救ったのは間違いのない史実である。

しかし、このとき蘭方医がコレラ治療に対して採った治療＝塩水療法は何もオランダ医学

（西洋医学）が発明したものではない。漢方医学では病気の原因＝病邪を下剤や駆水剤（利尿剤）を使って強力に押し出してしまおうというやり方を「攻撃療法」といい、主に伝染病の類に相当の昔から伝えられている対処法なのである。たとえば日本や中国の漢方医学ではこの攻撃療法のため、天然由来の下剤や利尿剤が西洋医学よりも遥かに発達している。たとえば漢方で緩下剤に多用されている「大黄《ダイオウ》」は近世以降のヨーロッパでも便秘薬として欠かせなかったが、ヨーロッパ人はロシアのボルガ川周辺の交易でこの大黄をアジアから輸入していたため、大黄はヨーロッパではラテン語で「ボルガ」を意味する「ヴェーム」と呼ばれていた。特段、蘭方が優れている、とか革新的な特効薬を有している、というわけではないのである。

ひどいのは作品中、コレラ流行でパニックになり、迷信その他の混乱行為にはしる江戸の民衆と、漢方医たちの存在が同一視されていることである。漢方医学をほとんど旧時代的迷信の類として手塚は描こうとしているわけだ。

なぜ安政のコレラ・パンデミックのときに、江戸の漢方医たちはもともと自分たちが有した攻撃療法＝塩水療法を用いなかったのだろうか。端的にいえばこれは江戸時代後半の漢方医学は成熟の度を過ぎて、非常にたくさんの種類の処方薬と理論をもつようになっていたことが最大の理由である。「未知の病でも既存のどの薬かで完治できる」という傲慢さによって遅延をきたした漢方側の対応の速度が、コレラの感染スピードに遥かに及ばなかったのである。

しかし歴史というのは実に面白いもので、この安政のコレラ・パンデミック＝『陽だまりの樹』の世界とまったく逆、すなわち西洋医学の側が体制側の医学であったのになす術なく、逆に漢方医学の側が優位に人々を治療した例も存在する。それは安政のコレラ流行から六〇年ののち、二〇世紀最大の大パンデミックを引き起こしたスペインインフルエンザ（「スペイン風邪」とも通称される場合があるが、本書では「スペインインフルエンザ」と呼称する）のときの話である。

序章で述べたこのパンデミックの概略を今一度述べることにしよう。一九一八年から一九一九年にかけて流行したこのスペインインフルエンザ、その勢いたるやすさまじく、八〇〇〇万人の致死者をもたらしたとされているのはすでに説明した通りだ。当時の世界は第一次世界大戦の只中だったが、ヨーロッパの戦場の兵士たちの大半が感染し作戦どころではなくなってしまい、世界大戦終息の大きな原因にもなった。ちなみに大戦終戦後のパリ講和会議に参加したアメリカ大統領ウィルソンも罹患、体調不良を理由に早々に帰国してしまった。

父方の祖父が目の当たりにしたように、スペインインフルエンザは日本でも終末論的事態を招いた。この時期、日本の医療はすっかり西洋医学（ドイツ医学）一辺倒になっていた。

しかしインフルエンザワクチンも、タミフル・リレンザのような特効薬もない当時、どこの病院もインフルエンザに対してまったく打つ手なしであった。せいぜい「安静にして栄養をとる」ことくらいしか対応策はなかったが、それは生活指導であって罹患者が求める治療行為とはいえない。もっとも、医療機関の大部分が医師・看護師の罹患により崩壊状態におちいったため、そのレベルでの治療さえむずかしかった。

ところがこのとき、流行するインフルエンザに対して大活躍をみせ、多くの患者を救ったのが、半ば忘れされていた漢方医学であった。父方の祖父の村でも漢方が頑張ったわけだ。漢方はもともと、インフルエンザや風邪のような疾患への対処を得意とする性格をもっている。方法論として、漢方では西洋医学のような解熱剤を使わず、逆にいったん体温をあげてウイルスを「熱攻め」にするという考え方をとる。これは実に医学の理にかなった考え方で、どんなに強毒の風邪・インフルエンザのウイルスでも、「体温」という人間がもつ防御力にはたちまちに力を失ってしまう。漢方薬のこうしたウイルス疾患への対処原理についてはのちほどまた詳述する。

漢方医たちが（或いは漢書の漢方論を読みこなした素人が）スペインインフルエンザに対して用いた漢方処方は「香蘇散《コウソサン》」「小青竜湯《ショウセイリュウトウ》」「升麻葛根湯《ショウマカッコントウ》」などであったとされている。こうした漢方処方は二一世紀の新型インフルエンザにも非常に有効だという。何といってもありがたいのは、こうした素晴らしい力をもつ漢方処方が、今日、ドラッグストアやインターネットで簡易に入手できるものばかりということである。

だが一般的に漢方の力を低位にみる見解の人々は、「西洋医学なら何とかしてくれるだろう」という根拠のない信仰に走り、スペインインフルエンザの混乱の中、大量の重篤化や致死を徒に招いた。つまるところ、幕末の『陽だまりの樹』のコレラ流行と完全に正反対の世界が現出することになってしまったのである。このスペインインフルエンザ以降、日本の医学の世界では漢方薬の力の見直しがはかられることになっていく。

漱石は「時代」に暗殺された

読者の中には胃を悪くされている方、胃潰瘍の診断を受ける程に悪くされている方がいるかもしれない。胃潰瘍は一九九〇年代まで、年間の国内罹患者が一〇〇万人をこえる国民的病気だった。私自身も、亡父も、私の親友の多くも罹患を経験している。しかし二一世紀に入り、罹患者は急減しはじめ、現在では年間罹患者は最大期の三分の一以下になっている。

胃潰瘍の直接的な原因は胃酸液の過剰である。この胃酸過剰はストレスや過食によって起きる。胃酸液はどんな食物も溶かしてしまう強酸性だが、濃度が高いと胃壁まで溶かして炎症をおこしてしまう。この炎症がさらに悪化すると潰瘍を形成し、場合によっては潰瘍から大量の出血がおきる。ならば胃酸をおさえればよい、ということになるのだが、これが西洋医学では非常に難儀で、なかなかよい胃酸抑制の医薬品が存在しなかった。

事態を一変させたのが一九六〇年代、ヒスタミンというホルモンが胃酸の過剰に大きく関係をしているということが発見されたことで、このヒスタミンをブロックする薬＝H2ブロッカー薬が一九七〇年代以降、続々と登場しはじめる。特に一九八五年に販売が開始された日本製のファモチジン（医薬品名「ガスター」）は世界でも最優秀のH2ブロッカー薬である。その後H2ブロッカーよりさらに強力に胃酸をおさえるプロトポンプ阻害薬（ＰＰＩ）も登場、日本は「タケプロン」や「タケキャブ」などのＰＰＩ薬をつくり、胃薬に関しては世界最先端の創薬技術を誇っている。

それからもう一つ、胃の中で強酸性にあるにもかかわらず生存増殖し、胃疾患の様々な原因を構成するピロリ菌が一九八三年に発見されたことも大きかった。このピロリ菌は抗生物質で殺菌・除菌できるが、抗生物質は胃の中では胃酸にやられてしまう。そこでH2ブロッカー薬やＰＰＩ薬をいったん強めに投薬し、胃の中の胃酸濃度を一時的に薄くし、抗生物質を短期集中に投与し、ピロリ菌を叩く、という医療法が一九九〇年代に確立されることになる。こうした創薬や医療方法が功を奏して、胃潰瘍は二一世紀に入り罹患者・重症者が急減するに至っているのだ。

だがこうした薬や方法がなかった時代、胃潰瘍は相当な難病であった。重症化した場合に採用される典型的方法は外科手術で、悪化した潰瘍部分を摘出するという方法だったが、こうした荒いやり方でさえ、医療現場で一般化されたのは一九二〇年代である。それ以前の大正、明治の時代に胃潰瘍を悪くした人間は一流病院にいっても基本的にさしたる対処法がなかったのである。

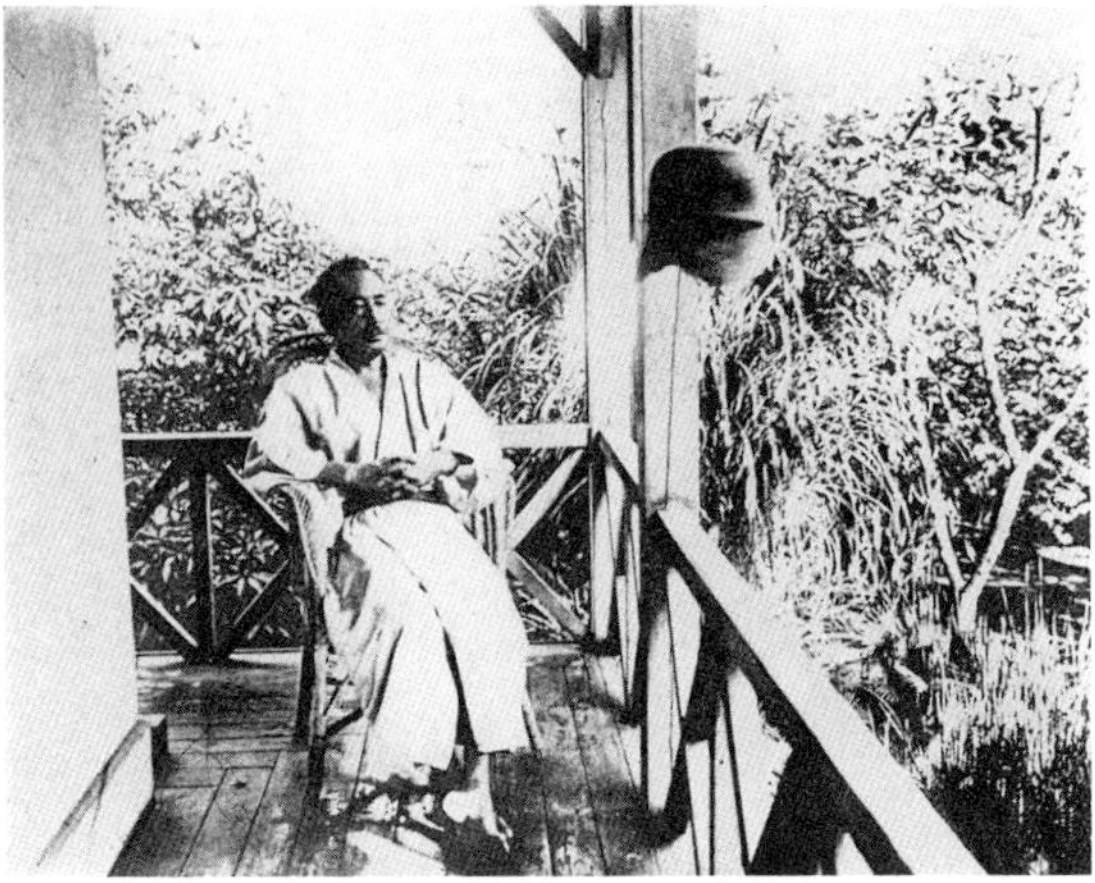

図2　胃潰瘍に苦しめられ失血死した夏目漱石
晩年、胃潰瘍に既に罹患し闘病している頃の写真である。

近代日本で胃潰瘍を悪くさせて死亡した代表的な人物といえばなんといっても夏目漱石をあげることができるだろう。夏目漱石はもともとノイローゼ気質の人物で、そのストレスを食道楽で発散しては胃を悪くしていく、という典型的な胃潰瘍患者の気質をもっていた。若いころから胃痛に苦しんだという記録がみられるが、この胃痛が明らかに重い胃潰瘍に移行したとみられるのは一九一〇年（明治四三年）である。

胃潰瘍が胃酸過剰を原因としていることは当時の西洋医学でもわかっていた。しかし既述したように肝心の胃酸抑制をおこなう決定的な方法がまだ存在していない。さらに当時の胃潰瘍患者にとって致命的なことは、西洋医学に止血剤がまだ発見されていなかったことである。西洋医学における本格的な止血剤の登場は一九四一年、アドレナリンの酸化誘導体の「アドレノクレム」（今日なお一部で使われている止血剤「アドナ」の原型の薬である）であるが、さらに効果的な止血剤は一九六二年、岡本彰祐・歌子夫妻によって開発された「トラネキサム酸」であろう。このトラネキサム酸により、胃病関係の出血だけでなく、脳内出血や出産前後の妊婦に生じる止血なども飛躍的に安定しなされるようになったのだ。

しかしこれらの薬が漱石の時代には存在しない。この年、名作『門』を書き終えたのちの六月一八日、彼は胃の激痛に耐えかねて入院する。硝酸銀の服用や、熱した蒟蒻を胃にあてるなどのトンデモ療法を受けるばかりだったが、それでも症状はよくなり、八月に退院して大療養のため修善寺に向かう。ところが到着直後に激痛の再発とこれまでにみられなかった大量の吐血と下血を生じる。その後症状は緩やかに回復にむかい、出血がなくなったと判断された一〇月に都内の病院に運ばれ入院、翌年二月に退院する。これを文学史上、「修善寺の大患」と呼ぶ。

漱石はその後、毎年のように吐血や下血を繰り返すようになる。こうした出血以外のときは比較的健康で、執筆も進めているが、胃潰瘍患者の多くは漱石のように普段は意外に元気な人間が多く、食欲もそれほど減じない。ところが或る日、急に具合が悪くなり倒れてしまったりする。修善寺の大患の後の漱石も東大病院はじめ一流の病院の診察を幾度も受けるが、治ったかと思うと再発、再発したかと思うとよくなる、の繰り返しであった。その後一九一六年一一月下旬から下血の頻度が高く見られるようになり一二月九日、自宅で昏倒、大量の吐血・下血ののち四九歳でついに失血死に至った。

漱石の死に関しては、常用していた（当時は新薬だった）解熱鎮痛剤のアスピリンが胃潰瘍の悪化にかかわったのではないかという説も存在する。アスピリンは血流を過剰によくするので今日、胃に出血傾向のある人間は服用が禁じられているが、漱石の当時の医学ではまだそのようなアスピリンの副作用は確認されていなかったのである。

だが私はこの漱石の死は間違いなく、「時代」による暗殺に他ならないと考える。「時代」による暗殺？それはいかなる「時代」によってか？私にいわせれば、「漢方医学に力を借りることを思いつかなかった西洋医学全盛の時代」ということに他ならない。漱石は漢方薬を使えば致死にいたることなく、さらに様々な作品を執筆する後半生の時間を得ることができたであろう。

漢方薬には即効性がある

漢方処方は本来、個人の素人判断で何を飲むか決めるのは好ましいことではなく、本人の症状や体力などの微妙な部分（これを「症」と呼ぶ）をよく診断観察することを優先しなければならない。しかしそれをわきまえた上で、漱石という「過去の人間」の体力や症状を彼の日記や彼に関しての記録から総合的に判断すると、彼には「黄連《オウレン》解《ゲ》毒湯《ドクトウ》」という漢方処方を服用させるべきだったと思われる。

漢方原典に拠れば黄連解毒湯は吐血、下血などの体内の出血に関して、これをすみやかに止血する効果があるとされている。特に胃などの消化器の出血に有効で、出血を繰り返していた漱石の胃の出血を即効で止めてくれたに違いない。もちろん黄連解毒湯には胃の潰瘍をすぐに消去してくれるまでの力はないが、血液中の過熱を取り除いて、イライラ・ノイローゼを抑え込んでくれるという効果を有している。ノイローゼが原因で胃潰瘍に至った漱石からすれば、ある意味、根本的治療を可能にしてくれる（してくれた）薬といっていいのではないだろうか。

漢方にお詳しい方なら、胃痛などの漱石の症状には「安中散《アンチュウサン》」などもよいのではないかという意見もあるだろう。安中散は確かに胃痛によく効く漢方処方である。しかしこの処方は「虚証」といって「体力・食欲がない状態の人間」向けのものだ。漱石は死の直前まで食欲旺盛で（ピーナッツを食べ過ぎて最後の胃出血を引き起こしたという説もある）体力もそれほど低下していなかった。こういうタイプの人間を「実症」という。漢方では処方する薬を患者の体力タイプ（「虚証」「実症」あるいはそのどちらでもない「中間症」）に応じて服用するのだが、黄連解毒湯は典型的な「実証」の漢方薬なのである。

漱石の病状には漢方生薬の「田七人参（デンシチニンジン）」（「三七人参」の別称もある）も有効であろう。田七人参は十六世紀以降に中国・日本で使われ始めた生薬で、内臓強壮、糖尿病解消効果など以外に、非常に強力な止血効果を有していることが漢方薬草の辞典により知られている。たいへん優れた効果の割に、雲南省の山岳地帯などでしか栽培できない希少なもののため、「金不換」＝同じ重さとの黄金とさえ交換しがたい、というニックネームを漢方世界でもらっているほどである。ベトナム戦争時、戦傷に悩むアメリカ軍が北ベトナム軍が有していた田七人参を知りその止血力に驚き、本国に持ち帰り化学実験で効果が確認された、というエピソードもある。もちろん胃潰瘍の止血にも力を発揮するし、晩年、糖尿病を指摘されていた漱石には田七人参の糖尿病解消効果は一石二鳥といったものになっただろう。

黄連解毒湯は私にとっても馴染み深い処方である。私は十代のある時期から、春先の何週間だけ原因不明の鼻血に悩まされる症状に陥った。奇妙なことにそれ以外の時節ではまったくそのような症状はない。耳鼻科や内科で受診してもこの症状の正体は一向に判明しない。高血圧体質でもないし、また「病的体質としての鼻血」は性的興奮などとはまったく無縁であることは、受診先の医師からよく教えてもらった。しかし解決薬・解決方法までは依然不明である。

現代医学の力があてにならないのだとしたら自身の力で探し出すしかない、ということで漢方辞典を読み込んで出会ったのがこの黄連解毒湯だった。黄連解毒湯が、胃出血だけでなく、鼻血などにも効果があることを私は知った。まず私は鼻血が出たときに応急処置的に飲んでみたところ、症状はすぐにおさまった。次に鼻血が出やすくなる時期、一日一度飲むと、悩まされていた鼻血の症状があらわれることそのものがなくなってしまった。つまり即効果と予防効果の両方が存在していることがわかったのである。こうして私は以後、鼻血体質そのものから無縁になることができたのだ。

このような黄連解毒湯の効果、特に止血面の即効果について、「漢方薬に即効性はないのではないか」という指摘をする方がいるかもしれない。しかしこうした指摘は大きな間違いである。スペインインフルエンザに対応した漢方処方からも即効性が漢方にはあるといえるのだが、この「漢方薬の即効性」ということに関して興味深い医学史上のエピソードを一つ拾い上げることにしよう。

安土桃山時代の一五八三年、ときの正親町天皇は宮中で倒れ人事不省に陥った。おおぜいの宮中侍医は慌てふためくばかりで対処がわからない。しかし侍医の一人の曲直瀬玄朔《まなせげんさく》（一五四九～一六三二、安土桃山時代の名医、曲直瀬道三の養嗣子）だけが天皇の症状から「続《ゾク》命湯《メイトウ》」という処方の投与を忠告した。服薬したことで天皇の病状はたちどころに回復し、まもなく公務に復することができたのである。

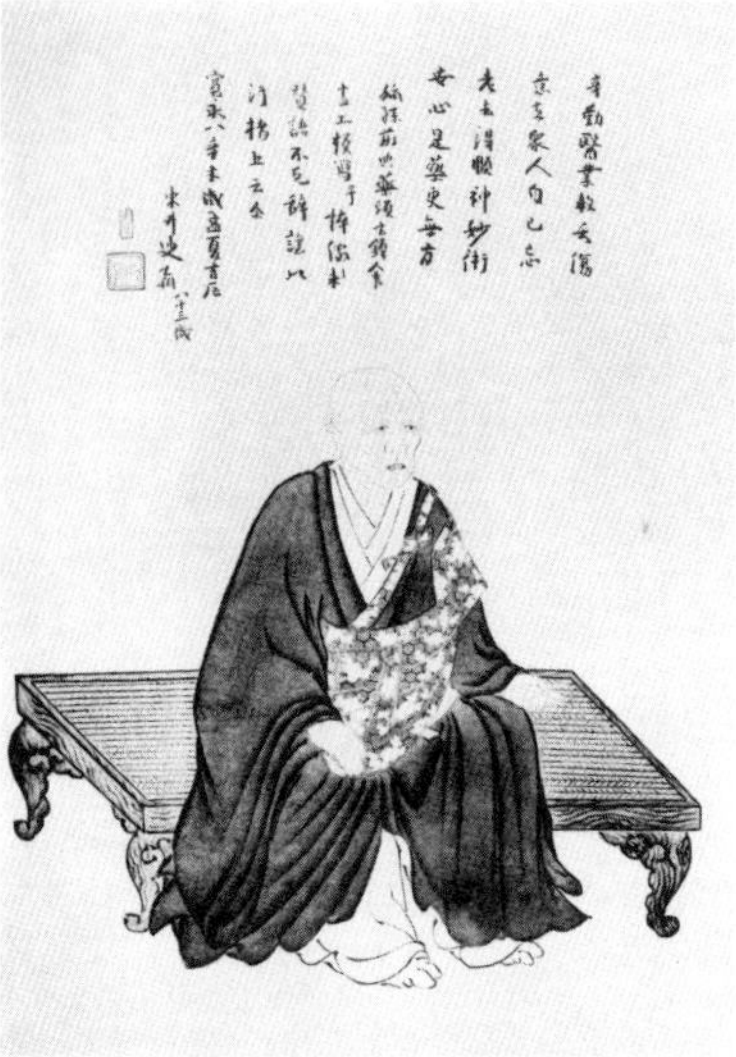
図3　漢方薬を駆使し、様々な歴史人物を快癒させた曲直瀬玄朔

正親町天皇の病は初期の脳卒中であった。続命湯は脳血管障害、およびそれによる言語障害などにすばやい効果を示すと漢方辞典等でいわれている漢方処方である。近年、飛鳥京庭園跡から続命湯の処方を記した木簡が出土しており、続命湯は飛鳥時代の六世紀の日本にはすでに使われていた可能性が高い。この続命湯

も他の漢方処方薬と同様、現在ではドラッグストアなどで簡単に入手可能である。

ちなみに玄朔は正親町帝の後の後陽成天皇が倒れた際もこれを完治させ、宮中や大名の絶対の信用を得ることに成功、豊臣家・徳川家の主治医格の医師として活躍する。彼の記した『医学天正記』は当時の政治的有名人の病状を知る上でたいへん興味深いもので、この記録により淀君の鬱病、小早川秀明のアルコール性肝硬変、蒲生氏郷の毒殺の可能性（原因不明の劇症・急性肝硬変がごく短期間で進行し致死した）、豊臣秀頼の天然痘（奇跡的に快癒する）などを知ることができる。

玄朔のように、地位の高い人物の傍にいた医師は、即効的な治療をその地位がゆえに求められることも少なくなかった。その中で様々な即効性のある漢方薬が使われ、あるいは生まれてきたのである。そのような即効的な漢方薬を巧みに扱うことができる医師が歴史上の名医と称されてきたといってもよいだろう。もちろん、漢方が無限の力をもつということではないし、西洋医学より力があるとかということではない。しかし漢方のもたらしてきた素晴らしい蓄積をすべて明治時代初期に御破算にして医学の蓄積をやりなおした結果、漱石のような「被害者」が生まれたことは明記しなければならないだろう。

漢方薬と副作用

以上のように、漢方には即効性があり、病気のタイプによっては西洋医学の薬よりも力を発揮する場合がある。これは「漢方に即効性はない」という一般常識に反する事実であろう。私はおおぜいの日本人、中国人が「漢方に即効性はない」というのをずいぶん耳にしてきたものである。それでは「即効性はない」とは別の漢方についてのよくいわれる一般常識「漢方に副作用はない」についてはどうであろうか。

漢方には風邪ウイルス対処処方を中心に「麻黄《マオウ》」という成分が使われている。この麻黄は劇薬であるエフェドリンという成分の原料になる。この麻黄からエフェドリンの抽出に世界ではじめて成功したのは日本人薬学者の長井長義（一八四五〜一九二九）だ。長井の発見のおかげで数多くの喘息患者や気管支炎患者が以後、エフェドリン投与により救われることになる。また漢方薬がなぜ風邪ウイルスによく対処できるかもエフェドリンの抽出により判明した。こうして漢方薬以外の風邪薬もその大半がエフェドリンを含むようになり、風邪の治療は大きな進歩をみせることになった。

ところが一九四〇年代以降、このエフェドリンを精製すると覚醒剤の一種であるメタンフェタミンが合成されることが判明した。つまり麻黄は覚醒剤の親戚ということになり、使

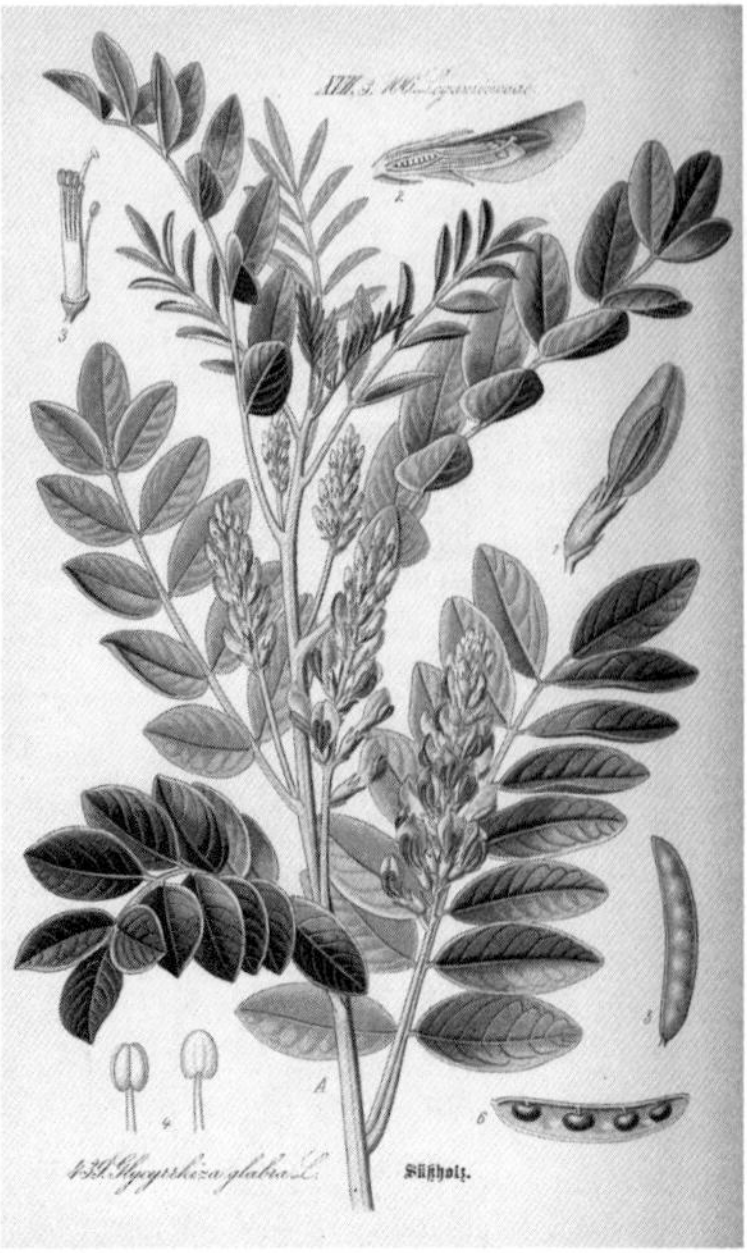

図4　漢方生薬であり西洋ハーブでもある「甘草(リコリス)」

い方次第では相当な危険薬物であることがわかってしまったのだ。もちろんその毒性は漢方世界の配合の妙により、漢方処方薬の段階ではよく抑制されている。しかし劇薬性のある麻黄を含有する漢方薬を長期間服用した場合、血圧上昇や動悸などが生じる場合がある。これなどは漢方薬でよく注意される副作用の一つなのである。

麻黄と並んで副作用に注意の必要な漢方成分は「甘草《カンゾウ》」である。甘草は名前の通り甘味が非常に強いが、これは含有成分グリチルリチン酸によるものである。ちなみに「草」ではなく根と茎の部分を乾燥させたものが甘草として用いられる漢方成分だ。

この甘草は漢方世界で別名「国老」と呼ばれる。国家で功績のあった重鎮、という意味だが、なぜこんなニックネームがついているかというと、甘草は漢方成分を調合する際、諸成分の毒性を巧みに取り除き、いがみあわせることなく調和させる、つまり「まとめ役」の効果があるといわれているからなのである。なるほど国老、重鎮であり、甘草なしでは漢方薬の世界は成立しえないといっていい。このパワーにより日本にせよ中国にせよ、漢方処方の三分の二以上にこの甘草は含まれているのである。

なおグリチルリチン酸は肝機能改善・胃潰瘍治療に有効であることが西洋医学でも認められ製薬化されている。さらに甘草はヨーロッパではリコリスと呼ばれ、その甘さゆえに甘味料やハーブにもよく用いられてきた。和食でも甘草はよく使われており、実は醤油のまろやかさ＝甘味はこの甘草＝グリチルリチン酸に由来するものである。漢方薬を飲まない人間でも甘草は生活に身近な存在なのだ。

いいことづくめのようにみえる甘草であるが、実はこの甘草こそ、大量使用・長期使用した場合、かなりの頻度で漢方世界最大の副作用が現出してしまう。この副作用を医学用語で「偽アルドステロン症」という。副腎皮質ホルモンの増加、血中カリウム値の減少などが偽アルドステロン症によって生じるが、具体的にはどういう副作用症状が現れるかというと、浮腫み、体重増加、血圧上昇などで、人によってはムーンフェイス症状（顔が満月のように丸くなる）という状態をみせることもある。「国老・重鎮」はこんなふうな重大な副作用の影を背負っている面もあるのだ。

なお甘草は、醤油その他の食品に使われる場合はこの偽アルドステロン症の心配は存在しない。これは甘草＝グリチルリチン酸の含有が、医薬品と食品では実に数千倍単位の違い（漢方薬その他の医薬品の方が多い）をもっており、食品では副作用を起こすほどの濃度の甘草・グリチルリチン酸の摂取はまずありえないからである。

「葛根湯医者」はガンをなおせるか？

このように副作用を有している麻黄と甘草なのだが、たとえばよく知られ身近なイメージのある風邪薬（として販売をされていることが多い）の漢方処方「葛根湯（カッコントウ）」には、実は麻黄と甘草の両方が含まれている。ゆえに大量使用や長期使用にはよく注意をしなければならない。だが麻黄と甘草の両方がもつ、副作用的危険の裏返しの効能のミクスチュアがもっとも優れて現れている名処方もこの葛根湯なのだ。

葛根湯の驚異的な薬効は、様々な体調不良や病気をすばやく治癒させてしまうことである。

実は風邪薬としての使用はその中のほんの一例に過ぎない。たとえば出産後、母乳の出が悪くなった母親に葛根湯は有効であると漢方辞典には記されている。実際に葛根湯を母乳の改善目的で投与し、ほとばしるほどに母乳が出るようになったという症例はたくさん報告されている。これは葛根湯が乳腺炎を治癒する力があるとされているからだ。

また葛根湯は思春期・青年期の男性のリビドー（性欲）を潜在化させるという不思議な効果をもっているとする研究書も存在する。この効果は科挙をはじめ様々な国家試験制度に挑む古代から近世にかけての中国人の受験生にとってはありがたい処方薬（？）であった。試験前のムラムラした気持ちをなくし試験勉強に集中できるからである。

江戸時代の上方落語に「葛根湯医者」という（落語界では）有名な演題がある。頭が悪くて漢語がさっぱり読めない（これは当時の漢方医としてはほぼ致命的である）藪医者がいた。ところがこの藪医者、なぜか毎日大繁盛している。なぜか？と思って覗くと、患者に片っ端から葛根湯を処方している。「風邪？はい葛根湯どうぞ」「頭痛？はい葛根湯どうぞ」「お腹が痛い？はい葛根湯どうぞ」となる。話のオチはこの医者、患者付き添いの人にも「おや付き添いさん？はい葛根湯どうぞ。この薬は待っているときの退屈にも効くよ！」ということになる。こんな冗談が成立するくらい葛根湯は実によく効く処方薬なのだ。

この「葛根湯医者」の話は、中国・明の小噺からつくられたともいうが、中国にも日本にも、このような葛根湯医者のような漢方医がおおぜいいたのであろう。漢方に関しては専門医師制度が整備された時代もあるが、そうでない時代の方が遥かに長い。後に詳述するように儒学者や僧侶が（その漢語の素養がゆえに）「医師」を兼ねていた時期がほとんどなのである。「素人でも漢方医にはなれるのではないか？」という質問があるとしたら、その問いかけには然り、と答えてよいだろう。そうした素人でも近しさを持てることが漢方の魅力でもあるのだ。

そんな素人でも使いなせる漢方薬はしかし「むずかしい病」には果たして効くのか。なおせるとしたら、素人がそのまま「名医」になってしまう。たとえば大部分の時代において漢方は外科医学を有していないことも、この漢方のアマチュアイズムにかかわる問題である。手塚治虫ほどの悪意はないとしても、「素人の医師（漢方医）に本当にむずかしい病気がなおせるか」という疑問は昔の庶民にある程度共有されていて、それが「葛根湯医者」のような諧謔を生んだ面もあるのだろう。

たとえば、漢方薬はガンをなおせるのだろうか。「即効性」と「副作用」に関して漢方薬はそれらが一般常識に反して存在するということを論じたが、漢方薬に関しての一般論には「漢方はガンに効果がない」というものも確かにある。ところがこうした一般論に反して、「漢方薬で奇跡的に治癒した」などの誇大広告を健康雑誌でみることもある。実際のところ、漢方薬でガンを治すことはできるのだろうか。素人が薬を投与しただけで、つまり「葛根湯医者」はガンをなおすことができるのだろうか。

漢方薬の源流と思われている中国人ですら、このことに懐疑的である。たとえば近代中国の祖といわれる孫文（孫中山）は、実は香港西医書院（現在の香港大学・医学部）に学んだ西洋医学の医師で、一時期はマカオで開業していた（専門は眼科医）彼は漢方を切り捨てた明治日本の医学制度を尊敬し、漢方系医学を激しく敵視する。一九二五年、末期の肝臓ガンで北京の病院に入院した孫文は、当時最先端といわれたラジウム治療を受けたが、効果は芳しいものではなかった。夫人の宋慶麗はじめ側近は漢方薬の服用をすすめたが、孫文は最後まで癌に漢方が効くはずがないといい、拒み続ける。死の直前になってようやく孫文は漢方薬を飲んだが、これは心配する周囲を少しでも安心させるためだったらしい。

ガンに関しての漢方医学の歴史上、もっとも特質すべき実験は一九八〇年代日本の臨床医学会でおこなわれたものであろう。実験に使われた漢方は十全大補湯《ジュウゼンタイホトウ》という処方で、これは病中病後や産後の体力・免疫力の低下に対して用いられるもの、一言でいうと「元気・スタミナを回復させる漢方処方」といえる。当然、漢方辞典によれば体力の低下した「虚証」の人達に効能があるとされる。

第一ラットのグループは以前から十全大補湯を飲ませ、第二ラットグループには水を飲ませるだけにしておいた。その上で両方のグループにガン細胞を移植したところ、第一グループには相当の延命がみられることがわかった。この実験は様々なタイプのガンにおいてなされたが、どれも同じように漢方薬のグループのラットは延命したのである。

だが延命したグループのラットはいずれも結局はガンにより致死してしまった。またガンに罹患してからのちに十全大補湯を投与しても延命に効果はなかった。つまりいえることは、漢方には、日常から服用していた場合は、ガンになりにくくなったり、ガンによる致死を相当に遅らせることは可能である。しかしガン細胞そのものに対してこれを殲滅するまでの力は今のところ確認されていない、という面も確かなのだ。

「葛根湯医者」がもし多少賢くて十全大補湯もしきりに処方していたとしても、ガン患者を治癒させることはむずかしいだろう。「ガンは漢方薬ではなおせない」という一般常識は、大体において正しいといえそうである。漢方薬は医師以外でも用いることのできるたいへん便利なものではある。しかし、ガン治療は外科の発展に乏しかった漢方医学が不得意とする分野なのだ。

漢方は中国の医学ではない

ところで、孫文の闘病に関しての記録をいくつか読むと、孫文が飲むのを断った薬のことを「漢方薬」としているのもあれば「中医薬」としているものもある。私は「漢方薬」とつい記してしまったが、もし孫文が飲んだ処方が日本のものであれば「漢方薬」であり、もし中国のものであれば「中医薬」である。孫文が何の処方を飲んだか明らかではないのだが、病院は北京にあり、医師たちも中国人であったから、処方された薬は中医薬のものだったのであろう。

このように「漢方」「中医方」を区別することこそ、私たちの漢方についての最大の思い込みを正すことになる。その思い込みとは、「漢方は中国の医学」という間違った思い込みであり、本土の現代中国人はおろか、日本に在住している中国人ですらこの区別の必要性に気づいていないことに出くわすことがあって驚くことがある。「漢方薬」「漢方医学」なるものは、中国のものではなく、日本独自の薬学・医学の体系・世界を示す言葉なのである。これに対して中国の伝統薬学・医学のことを何というかといえば、「中医薬」「中医学」「中医方」という。

「漢方」の言葉の語源は、近世以降、オランダ医学の「蘭方」に対して造語されたことに基づく。オランダ医学が「蘭方」として勢力を増してきた江戸時代中期、蘭方医学＝オランダ医学と対峙するそれまでの日本の伝統医学の名称をどうするのか、このことが大きな問題になってきた。

詳しくみれば江戸時代以前にも様々な外国医学の流入があった。たとえば来日した史上初めての外国人医師は允恭天皇の治療にあたった金武という新羅人である（『日本書紀』による。金武の来日と治療は允恭天皇三年、西暦四一四年ないしは四四一年のこととされる）。また正倉院宝物殿の薬物にはインドやペルシアの薬草が多数みられることから、アーユル・ヴェーダ医学（インド伝統医学）の流入も相当に早くからあったとみてよいし、これは後述する『医心方』などの平安時代の日本の医学書からも確認できることだ。

さらに安土桃山時代には、キリスト教宣教師たちとともにポルトガル医学が伝来した。日本ではじめて本格的な外科医術がこのポルトガル医学を通じて広まり、これを修得した医師たちは江戸時代以降も「南蛮医学」「南蛮流外科」という名称の医学学派として継承される。外科をもたないのが漢方の欠点と私はいったが、実はこの欠点を補う医学史上の動きがこのポルトガル医学の輸入吸収だった。後述するように、この早くからの軌道修正が江戸期に入り、蘭学への関心に発展し、中国よりも遥かに早く日本漢方が外科や麻酔に目覚めることにもつながっていく。

しかし全体的にみて、江戸時代までの日本の医学に一番大きな影響を与えたのはやはり中医方・中医学であったといえる。こうして「漢方」＝「蘭方以前の日本の伝統薬学・医学」という言葉が生まれた。しかし後述するように、日本漢方の方から中医学の方に逆転の影響関係をもたらしたことも多く存在する。日本漢方の方が中医方をかなり以前に追い抜いてしまっているのだ。

面白いことに日本漢方の中には、日本の薬草と既存の漢方を組み合わせた「和漢薬」という薬の一軍が存在する。たとえば、私が常用しているたいへんよく効果のある便秘薬は漢方処方にアロエを調合したものだが、「和漢薬」と銘打っている薬だ。これはアロエが漢方にも中医方にもない日本の野草（鎌倉時代に伝来、アラビア半島原産）だからである。「和漢」の名称の存在は、漢方＝中国という誤謬に対しての警戒・警鐘を意味するものだといえるだろう。

また、漢方という言い方に反発を感じた江戸時代の国学者や水戸学者たちが、「皇国医方」「皇国医学」という言葉を用いるべきだと主張したことも歴史上あった。しかし「皇国医学」「皇国医方」という用語はやや固すぎるものとしてこの用語は結局、定着しなかった。この時代、もし「皇国医学」の言葉が定着したならば「皇方」という言葉が今日存在したことになる。

読者の中には、確かに「漢方」と「中医方」の名前が相違するとしても、その内実の処方薬、理論などは「同一」であり、歴史（文字文明）の古い中国の方が「本元」と思われる方もいるやもしれない。しかし両者は名前だけでなく、その中身もまったく異なったものに他ならない。まさに独自の薬学・医学体系の世界、それが日本漢方なのだ。

次章ではこの「漢方」と「中医方」がいかに異なったものなのか、ということについて、具体例をあげながらいろいろ明示していきたいと思う。

第二章　漢方は日本独自の薬学・医学である

ダイエット漢方「防風通聖散」

若い女性（年配の女性も、かもしれない）でダイエットの話に飛びつかない女性をさがすのはむずかしい。

客観的に日本の歴史全体を追うと、「細身の女性」がよきものとされた時代は意外に少ない。少なくとも縄文時代と平安時代では「細見好み」の風潮は存在していない。細身女性好きの風潮は儒教文化圏やユダヤ・キリスト教文化圏より外来したもので、日本文化の根っこにそれはみられないと私は思う。ハワイ文化やマリアナ、ニューギニアなど太平洋海域の文化圏などは、全域にわたり女性美を「太め」に求めて今日に致っている。しかし「永遠の今」が価値基準である女性達に、そんな歴史文化論を説いてもまず耳を傾けてくれることはない。かくして彼女たちの多くが、痩身を可能にしてくれる「魔法の薬」「魔法のサプリメント」を求め、ドラッグストアやインターネットショップに血走り眼で駆け込むことになるのだ。

そんな彼女たちの相当数が一度は目にしたことがある（耳にしたことがある）に違いない漢方処方が「防風通聖散《ボウフウツウショウサン》」である。もし防風通聖散という名前を知らなくてもこの処方は、様々な名前の別商品名（すべて同一成分の防風通聖散である）で販売されており、これらを総計すればこの処方は大変な売り上げを継続していると思われる。現在、我が国で最も人気を得ている漢方処方ではないだろうか。

防風通聖散は中国の北方異民族王朝の金（一一一五〜一二三四）が南下し中国全域を支配下においていた頃、河北省出身の漢民族の医師、劉完素（一一一〇〜一二〇〇）が執筆した『宣明論』にはじめて登場する処方である。ところがこの処方は、『宣明論』初出から今日まで、中医方＝中国では、化膿性炎症の解毒剤や発熱性疾患の薬として用いられ、減量目的で使われることはありえない。このように防風通聖散は、日本の漢方理論・漢方辞典においては肯定されている効果が、中医方においては否定されている好例の一つなのである。

「防風通聖散が現実的に効果があるのか」という話であるが、私の周囲で防風通聖散を使っている女性たちをみると、効果があったという意見はだいたい五割くらいの人数に存在する。人によっては一〇キロ以上体重を減らした女性にもあったことがある。安易なサプリメントに警鐘をならすインターネットサイトなどでも、防風通聖散は紛い物扱いにはなっていない。個人的な体験を見聞した限りの感想では、漢方辞典の記す通り効果は明らかに存在するとみてよいだろう。

興味深いのは、同じ「肥満」でも、異なる対処が漢方にはあるということだ。防風通聖散は脂肪がたくさんつく「脂肪太り」に効果があるとされる。これ以外に、「水太り」のタイプの肥満があると漢方では考える。この「水太り」解消に使われる漢方処方「防已黄耆湯《ボウイオウギトウ》」は、日本漢方・中医方ともに古来よりほぼ同じ目的で用いられているものである。

ここ最近の先進国の健康法は水分の摂取を問題なくよいものと考え、「なるべくたくさん」水を飲むこと＝健康につながるというものが多い。しかし漢方・中医方はこの考え方に基本的に反対する。水をむやみに摂取することで「水毒」という体内に水分が滞る症状が起きやすくなると考えるからである。「水毒」が引き起こす疾患は広範に及ぶとされる。そこで水分摂取はほどほどにし、体内の水分排泄が停滞してしまったら服用されるべきとされているのがこの防已黄耆湯だ。

「水毒」に関しては、（西洋医学・現代医学を中心に）腎臓などの水分代謝機関に異常がない限りは存在しない＝水分はいくら飲んでもよいのだ、という意見も非常に強い。しかし低体温で体力の弱い女性（虚証）を中心にして、むくみなど水分代謝の停滞＝「水の病」に悩む女性が多いのはかなりの事実で、防已黄耆湯の処方は婦人科や内科で相当の成果をあげている。私の知人女性にもこの処方をクリニックで受けている女性は何人もいる。日本の製薬メーカーは、「水太り漢方」にこの防已黄耆湯、「脂肪太り漢方」には先述の防風通聖散と分類して製造販売をおこなっている会社が多い。もちろん、こんな区分は、防風通聖散を減量漢方ととらえない中国・中医方には存在しない。

注意しなければならないのは、この防風通聖散は、先に述べた麻黄と甘草の両方を含んでおり（防已黄耆湯も甘草を含んでいる）、長期使用すれば副作用の可能性が充分にあるということだ。減量効果の可能性はあるけれども、長期使用には向いていない、つまり「長期的ダイエットには慎重を期して使わなければならない」ということがいえるだろう。

日本漢方の実力を知った中国人

また近年にいたり日本漢方の世界で開発され、日本はもちろんのこと、中国でも重宝されている漢方処方もたくさんある。その代表例が大塚敬節医師（一九〇〇～一九八〇）の開発した「七物降下湯《シチモツコウカトウ》」だ。自身、西洋医学の医師であった大塚は自分の高血圧に伴う諸症状に、西洋医学の医薬品だけでなく、従来の血圧疾患の漢方を用いたが、どれもが効果を示さなかった。そこで彼が研究を重ねた上に調合に成功し、自身の高血圧を治癒させた処方が七物降下湯であり、現在ではこの処方は日本漢方・中医方の高血圧治療に欠かせないものになっている。

大塚医師は研究以外にも、明治以降、いったん廃れてしまった日本漢方の復活の運動に尽力した人物として知られ、日本東洋医学会、厚生省（厚労省）漢方製剤調査会、北里大学東洋医学総合研究所などの設立は彼の奔走によるところが大きい。この七物降下湯のように、日本の漢方医学と中国の中医学は二一世紀の今日において、まったく相違する処方を数多くおこなっていることはいくらでも提示することができるのである。

防風通聖散の例は日本＝漢方と、中国＝中医方の「違い」を意味するものだといえるが、この七物降下湯の例は、今までに日中両国になかった良薬が日本漢方において出現したわけで、日本漢方と中医方の関係が真逆、すなわち日本漢方の方が中医学に対して優位にたっていることを意味するように思われる。このことについても奇妙に思われる人が多くいるやもしれないが、医学史からすれば少しも奇妙なことではない。漢方・中医学をめぐる日本と中国の影響関係は、安土桃山～江戸時代（中国は明の後半～清の時代）を境にして完全に逆転したというのが医学史の通説なのである。

しかも、そのことをはじめて実感したのは、日本人でなく中国人だった。その人物は一八八〇年、駐日清国大使の随行員として来日した清国人（中国人）の文献学者の楊守敬（一八三九～一九一五）である。楊は日本滞在中、日本の書店や図書館を巡り、驚愕の事実に直面する。中国国内ではとうの昔に「幻の名著」になり果て、内容不明になっていた中国古来からの医学書の多くが、日本の医学書では資料や引用の形で当たり前のように多用されていたのである。

『黄帝内経太素』はその一例である。この書は中国史上最古の医学書とされる『黄帝内経』の大変優れた注釈書で、隋の時代に成立したものだったが、度重なる大戦乱の中で散逸し、いつのまにかその存在のみが知られた伝説上の書物になっていた。これは他の中国の古代の医学書の大半についてもあてはまることで、たくさんあるように一般的に思われる古代中国の医学書のほとんどが、「刊行され存在した」ということが知られているだけで、肝心のその中身内容を現代に伝えていない。ところが日本では京都仁和寺にこの『黄帝内経太素』の正確な写本が存在しており、これを元に、江戸時代の医師には当たり前のように資料として使われ執筆に役立てられていたのである。

楊がさらに驚いたのは、中医学の資料の実在だけでなく、これら資料を扱う日本の漢方学派（考証学派、後世派、古方派、漢蘭折衷派など）の議論のレベルの圧倒的といってよい高さである。日本が中国が及びもつかない医学先進国になっていたことを楊は思い知らされたのだ。ここで楊の驚きを理解し、日本漢方の水準を把握するために、当時の漢方学派の思想の流れ、実態を概観してみることにしよう。

後世派の漢方理論

「中医学・中医方の歴史は紀元前に遡るくらい古い」と思われる方が多いかもしれないが、現在につながる形の医学・薬学（臨床医学・経験医学）としての中医学・中医方の確立は現在の河南省南陽に生まれた張仲景（一四二あるいは一五〇〜二一九）よりのちのことである。それ以前の時代に存在活動したといわれる扁鵲《へんじゃく》（前四〇三?〜前三一一?）や華佗《かだ》（一四一〜二〇三）などについては、伝説性があまりにも強すぎ、伝えられる医学治療も空想的なものばかりで、とうてい「医学」「薬学」の形をなしているとはいえない。

とりわけ一八二歳まで生きたとされている扁鵲は（三〇〇歳説さえ存在する）、その存在を記述する司馬遷が、複数の伝承人物を合成してフィクションした神秘的仙人の類と考えてよいだろう。「老子」のようなものである。また「三国志」の世界で曹操に殺害されると伝わる華佗は外科医学の祖といわれるが、彼は理論も執筆せず弟子も皆無であったため、華佗がいったいどういう医術を施したのかは今日までほとんど不明である。『三国志演義』などに登場する彼の神がかりの医術は歴史資料を構成するものではとうていない。

ただし扁鵲（あるいは扁鵲とおぼしき数人の人物）が開発した脈診法は今日まで生きている（扁鵲は脈診法について記した『難経』を執筆したといわれるが『難経』が現在は完全に

散逸)。また華佗が全身麻酔薬として用いたという「麻沸散」のことを書物で知って、江戸時代の漢方医の華岡青洲が漢方的生薬でも麻酔薬は可能だと志を抱いた。結果、青洲は「通仙散」という漢方麻酔薬をつくることに成功していている。こうした存在の痕跡から、扁鵲にしても華佗にしても、完全な空想上の人物というわけではないのであろう。

さて張仲景である。彼が存命活躍した後漢末期・三国時代は中国史上稀にみる大混乱の時代であった。最大五千万人をこえた古代中国全土の人口はまたたくまに激減し、彼が青年期を迎えるころにはなんと、一千万を割り込むほどに低下してしまう。この破滅的な人口激減には戦乱・経済混乱だけでなく、幾度も猛威を振るう伝染病が大きく関係していた。張仲景の親族も約二百人のうち三分の二が伝染病で命を失ってしまったという。

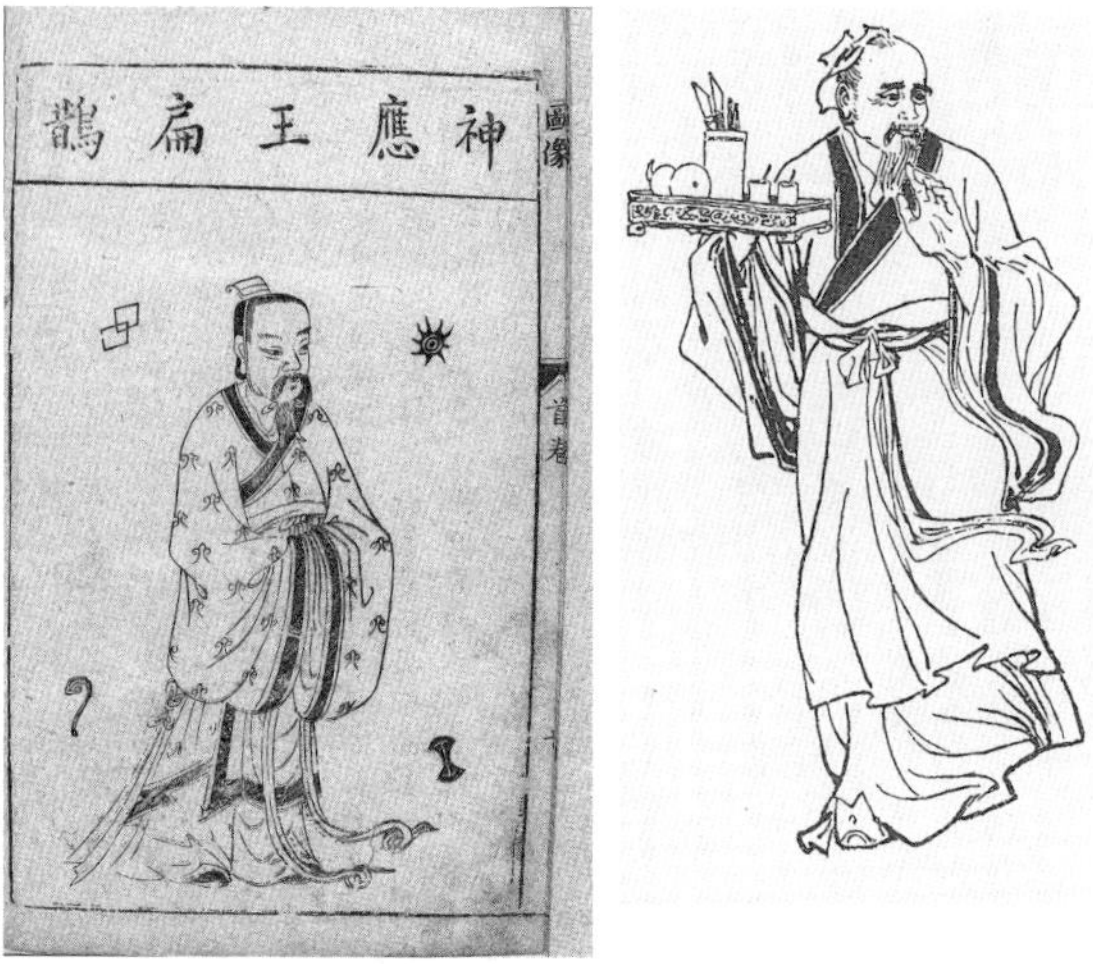

図1　古代中国の伝説医の扁鵲(左)と華佗(右)

自身も何度も死病に陥りつつ回復した張仲景は医学を志す。彼は多く存在した道教的な迷信医学を激しく敵視、中医学ではじめてといっていいほど、迷信と分離した客観的な医学・薬学の構築を試みる。その成果は『傷寒卒病論』（のちの時代に『傷寒論』として整理編集される）『金匱玉函要略方論』（これものちの時代に『金匱要略』として整理編集される）などの著作に結実していく。

今日の中医学や日本漢方でも、この『傷寒論』『金匱要略』に基づいた処方がかなり存在するし、新規の処方を考える場合でも一度はこれら両著に目を通す必要がある。いわば、絶対的古典である。張仲景は「中国の医聖」「中国のヒポクラテス」と呼ばれることがあるが、この尊称は公平にみて正しいというべきであろう。「観念より観察」「迷信より治療」を重視し、医学を完全に呪術から切り離そうとした中国史上はじめての人物なのである。これ以降、中医学はゆるやかな発展を南北朝・隋・唐の時代にみせ、整形科・産婦人科・小児科などの分野を増殖させていくのだ。

ところが、宋の時代になるといったんは峻別されたはずの観念性、迷信性がふたたび大きく幅をきかせるようになる。この中医学の反転傾向は宋ののちの金、元などの異民族王朝時代においてさらに高まり、そののちの明の時代においては観念派・迷信派が圧倒的な主流派を形成してしまうまでに至る。この「新しい時代」の迷信的・観念的傾向の中医学の学派を李朱医学といい、その多くの部分が、五運六気説（木火土金水の五行の運気と風熱湿火燥寒の六気の過不足が病気の原因となる説）などの観念的議論にささえられていた。李朱医学の展開は中国文明に潜在的に巣食っている道教に加え、宋代以降に活溌化した（やはり観念的な）儒学の朱子学派と大きな関係を有していたといえる。

この李朱医学全盛期の中国（明）に留学し、医学を学んだのが武蔵国（現在の埼玉県・東京都）川越出身の臨済宗の僧侶（晩年、僧籍を離脱する）田代三喜（一四六五～一五四四）であった。田代の中国（明）への留学は二二歳から約十年に渡る。留学から帰国した後、田代は医療活動に従事しつつ下野国（栃木県）足利学校で医学を教えることになる。

この足利学校で田代から医学（李朱医学）を伝授されたのが、先述した曲直瀬玄朔の師匠にして義父の曲直瀬道三（一五〇七～九四）だった。この道三の功績は日本漢方史上、きわめて大きい。道三は玄朔以外にも施薬院全宗（一五二六～一六〇〇、漢方医・天台宗僧侶、秀吉側近として信長に焼き討ちにあった比叡山再建に尽力する）など多数の弟子を育て、宮中、貴族、戦国大名、庶民などに幅広く治療を施した。このように漢方の現実的な力を日本史上はじめて全国的なものに広めることに成功した道三だが、その漢方理論は観念的な李朱医学に大きく依存していたのである。

こうした李朱医学的な中医学に従い、室町時代～安土桃山、江戸初期に全盛期を迎えた我が国の医学流派のことを「後世派」と呼ぶ（「後世方派」と呼ばれる場合もある）。後世派は江戸時代中期以降、次第に後退していくことになる。しかし我が国において仏教の呪術と不可分だった医学医療を儒学の方に引き寄せ、独自の理論発展をより容易にしたのは後世派の功績であり、江戸末期にいたっても後世派に属する医師は決して少なくなかった。

たとえば国学の大成者として知られるが、漢方医も兼業していた本居宣長（一七三〇〜一八〇一）は後世派に属する医師（小児科医）だった。国学においては「からごころ」を排した宣長が中医学理論に追随する李朱医学＝後世派に属していたことは何となく矛盾しているようにもみえる。しかし宣長の研究家の高橋正夫氏は、後世派批判が有していた近代的合理主義に宣長はすでに批判的であり、宣長は医学理論に関しては少なくとも「合理主義をこえたもの」を求めていた。それがゆえに医学上は後世派の形而上学的立場をよしとしたのだ、といっている。なかなか面白い宣長解釈だといえるだろう。

古方派と人体解剖

張仲景の箇所で触れたように、中医学は中国土着の観念性や迷信性に反発する形で生まれたものだった。大体、古今東西の医学はすべてそうした迷信の打破によって黎明期を迎えることができる。ところが、李朱医学の段階にさしかかった中医学はそれを極めれば極めるほど、観念と迷信の世界に再び入り込んでしまう。つまり中医学は時代に著しく逆行して進行しており、李朱医学を奉じる我が国の後世派はそのことに無自覚である。様々な分野で「中国文明への反発」「中国文明からの独立」を文化的アイデンティティとしてきた日本人が、宋以降の中医学の展開と後世派の受容のいかがわしさにそのように気づくのは実に素早いものがあった。

日本漢方の中医学への懐疑は今日でもしっかり生きている。二一世紀の現在、表面的には李朱医学の時代の観念性を排しているかにみえる中医学であるが、日本漢方からすれば依然として甚だしい「観念過剰」「理論過剰」の状態にある。一例をあげると、患者の病気症状を示す「証」が、日本漢方では八〇種類、「証」に対応した漢方処方薬は全部で一四七種類である。

ところが、中医学では「証」がなんと三〇〇〇種類以上、処方薬の数は多すぎてわからないほど存在している。中には明らかに無用だったり重複していたりする「証」や処方がたくさんみられるのだ。理論先行で症状をみるために、やたらに病名ばかりが増えていくのである。端的にいえば、観念性を好む中医学は実学性を欠いている。患者の症状の現実への対応力が日本漢方に比べると格段に弱いといってもいいだろう。杉田玄白はこの点について、

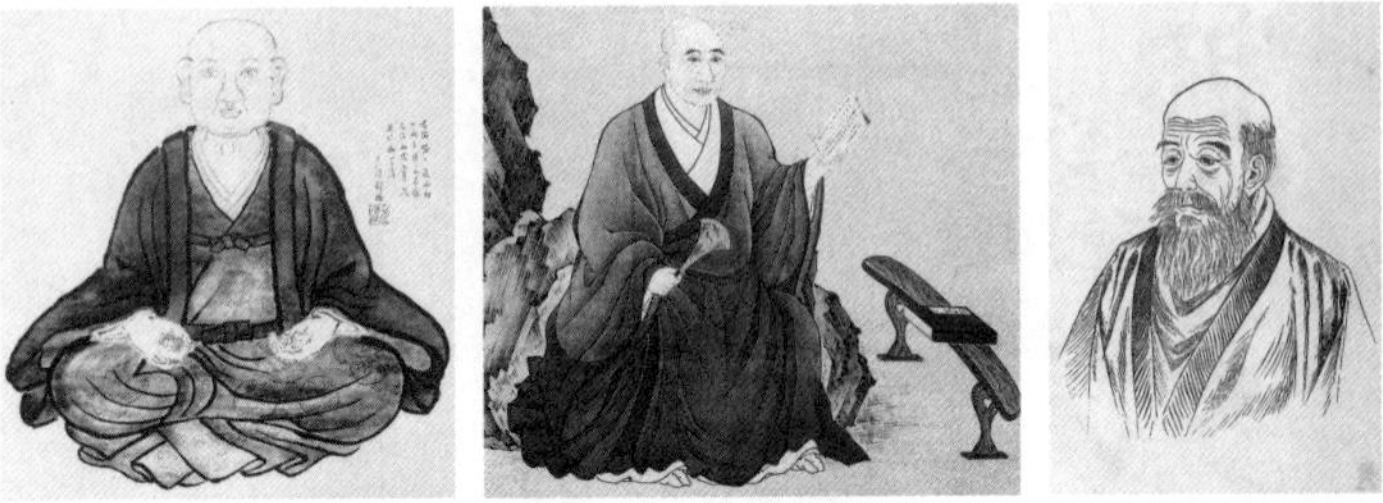

図2　室町時代〜安土桃山時代、日本漢方を世界的水準にあげた三人の名医（田代三喜、曲直瀬道三、永田徳本）

「中医学は病気の原因をさぐらず徒に病名だけを増やしていく」と的確に批判している。中医学に対して日本の医学者たちが批判をはじめたのは、患者の症状そのものを重視するという、まさに医学に求められる普遍的性格に一六世紀の日本人医師たちが依拠していたからなのだ。

道三と並ぶ安土桃山時代の名医、永田徳本（一五一三〜一六三〇）は田代三喜に医学を学んだのち、甲斐（山梨県）に移り住み、まず武田家の侍医を務め、武田家滅亡ののちは東日本を中心に非定住の医療活動をおこなった「放浪の医師」であった。一一八歳という驚異的な長命を誇ったこと（一五四一年に甲斐を追放された武田信虎をその追放以前に、一六二五年頃に徳川秀忠を診察したとされているのでこの没年齢は事実と思われる）、貧富貴賤を問わず診療し一六文（数百円）しか費用を取らず「十六文先生」といわれ尊敬されたこと、一〇〇歳を過ぎて甲斐の葡萄栽培の改良に貢献したことなど数多くのエピソードをもつ人物である（貼り薬の「トク

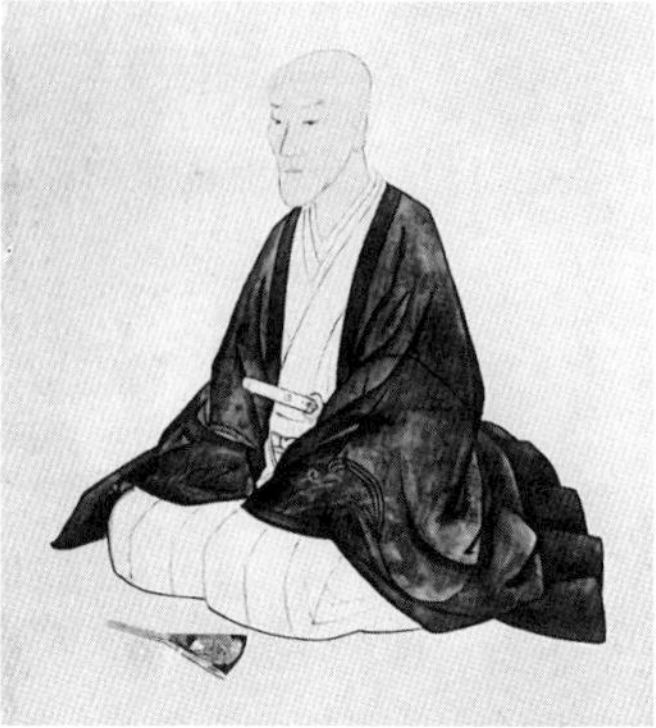
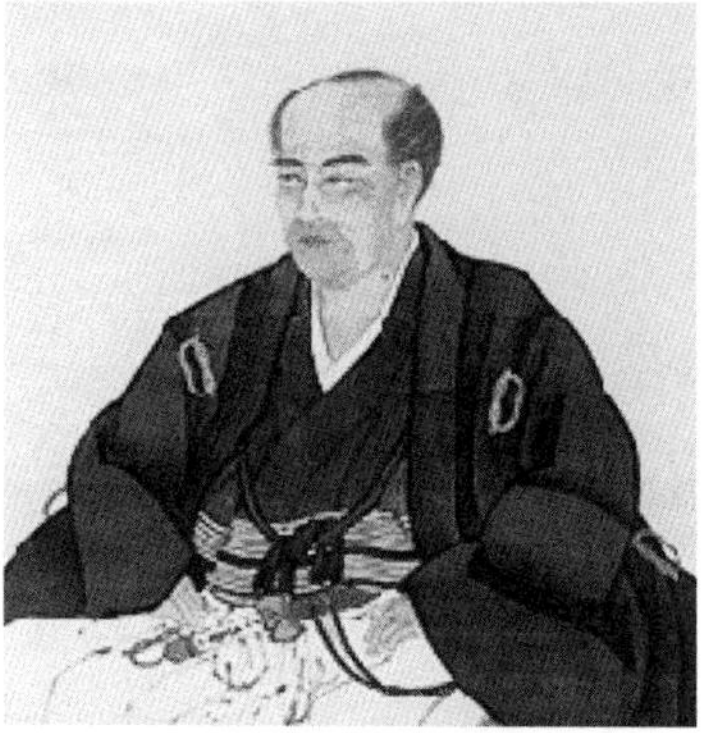

図3　アジアではじめて人体解剖に成功した山脇東洋、世界ではじめて全身麻酔手術をおこなった華岡青洲

ホン」は彼の名前に由来する）彼は医学思想的には師匠の田代三喜や兄弟子の曲直瀬道三に反対、李朱医学のいかがわしさを指摘し、「張仲景の『傷寒論』にかえれ」＝「原典に回帰せよ」ということを激しく主張した日本ではじめての医師であった。この永田徳本の主張は江戸時代に入ると「古方派」という学派を形成し、次第に大きく受け入れられるようになる。

古方派の主張の最大の特色は、「張仲景の原典にかえれ」といいながら（原理主義ではなく）実証主義的傾向に徹していたことである。その傾向は、李朱医学の観念的傾向・迷信主義を嫌い、「患者の症状のありのままをみよ」という方向性に向いていく。たとえば古方派医学に属する山脇東洋（一七〇六～六二）は「人体そのもの」を観察したいという学問的野心を抱き、ついには死刑囚の腑分けに立ち会い詳細な観察を残すことに成功する。その観察記録には現代医学からみればやや粗雑な面もあったが（小腸と大腸の区別を見落としていた）この観察から東洋は、古来からの五臓六腑説を中医学・日本漢方史上はじめて否定することができた（たとえば古来からの五臓六腑説の「五臓」には重要臓器の膵臓が抜け落ちている）。この山脇東洋による観察記録は、蘭学医・杉田玄白の死体腑分け見分より一七年も早い一七五四年のことだったのである。

中医学・中国でもこの時期、人体そのものを把握記録したいと考える医師がいなかったわけではない。しかしこの方面での展開・発見はやはり日本に大きく遅れをとっている。中医学史上、はじめて人体解剖の観察をおこなったのは清の時代の医師、王清任（一七六八〜一八三一）である。彼はやはり処刑場で一七九七年に死刑囚の体を見聞したが死体が乱雑化されすぎて観察に失敗、一七九九年に再挑戦するもまたしても失敗してしまう。そのあと長い時間をかけ他の医師の開胸や開腹の伝聞を集め、ようやく一八三〇年に『医林改錯』に正確な人体図を描くことに成功した。

史上初の全身麻酔・ワクチンは漢方だった

　華陀のところで少し名前を出したが、有吉佐和子の小説『華岡青洲の妻』で一般にも名前をよく知られている華岡青洲（一七六〇〜一八三五）も古方派の医師である。彼のおこなった全身麻酔手術（一八〇四年、乳癌の摘出手術に成功した）は欧米のそれより五〇年近く早いもので、華佗など伝説時代を除けば世界史上初めてのものである。

　彼は古方派医学と蘭方外科を学んだのち、華佗の伝承などから、漢方生薬でも麻酔薬ができるのではないかと考え、苦心惨憺の末に（青洲の実験台になることを申し出た妻の加恵は実験失敗で失明した）完成したのが全身麻酔薬の「通仙散」だった。青洲は麻酔薬以外にも「十味敗毒湯《ジュウミハイドクトウ》」（蕁麻疹や水虫を治癒する）や「紫雲膏《シウンコウ》」（漢方の塗り薬、火傷や痔を治癒する）など今日でも使われている多くの漢方処方を開発している。なお彼は漢方医でありながら蘭学の考え方も部分的に取り入れたので「漢蘭折衷派」と医学史上、分類されることもある。

　全身麻酔の起源のついでというわけではないが、最近武漢ウイルス問題でよく聞かれるようになったワクチン（種痘）の世界史上初の開発者は秋月藩（現在の福岡県）の漢方医の緒方春朔（一七四八〜一八一〇）である。一般にワクチンの創薬者はイギリスのエドワード・ジェンナーと思われているがジェンナーの牛痘法による種痘ワクチンより春朔の人痘法によるワクチンの方が六年早く開発に成功、予防効果も間違いなく確認されたのである。ただ春朔の種痘法に対し、当時の世論は危険なものと考え、せっかくの大発明が大きく広まることはなかった。

興味深いことはこうした古方派の医師の多くが伊藤仁斎の門下にあったことだ。（田代三喜以来、後世派においてはじまったとみるべきだが）平安・鎌倉と仏教僧侶に兼業されることの多かった医師の職は、儒学者に兼ねられることが多くなることはすでに述べた。これを儒医一体論というが、朱子学を信奉する医師が多かった後世派に対し、古方派の大半の医師が仁斎の古義学や荻生徂徠の古文辞学など、江戸中期に高まった古学の儒学理論の影響を受け、朱子学に批判的な儒学者だった。つまり儒教思想などと同様に（平行して）中医学も中国受容（後世派）と中国批判（古方派）が我が国に分かれて展開し、中国批判の側が大きな業績をあげ多数派に化していくのである。

「人体」への研究意欲もここから説明できるだろう。迷信宗教である道教とともに中国人の行為規範を形成してきた儒教では「公に人体に触れる」ことを非常に忌み嫌う。このことが（古代にはあったかもしれない）中医学の外科医学への意欲をどんどん希薄なものにしていった。朱子学の隆盛によりその希薄は極小まで至ったとみることができる。ところが日本漢方では客観性への意欲が時代とともに（朱子学批判とともに）増していき、ついには古方派のような人体解剖図や外科医学も可能なものに変貌していったのだ。

ここで楊守敬の「驚き」の話に戻ると、彼の最大の驚きは対立する二派（後世派、古方派）の活躍活動を知ったこともさることながら、両者を止揚する第三の漢方学派が存在したことで、後世派と古方派双方の長所を備えたこの学派の著作群・理論こそ彼が触れてきたあらゆる中医学をも凌ぐ高いレベルのものだった。この第三の学派を「考証学派」といい、徳川将軍家の侍医を務めた多紀元堅（一七九五〜一八五七）や、森鴎外が小説に取り上げたことで知られる渋江抽斎（一八〇五〜一八五八）らはこの考証学派に属する漢方医たちである。

中医学・中医方の停滞

こうした日本漢方の華々しい展開に比べ、同時期の中国（明・清）はなかなか李朱医学の観念性から離脱できなかった。そんな中で李時珍（一五一八〜一五九三）が一五七八年、中国史上最大の薬学書である『本草綱目《ホンゾウコウモク》』を完成する。『本草綱目』は計五二巻、一八九二種類の薬物と八一六一種の薬方が記載されている膨大なもので、李時珍は編纂にあたり伝統的な中国の医療的迷信を悉く排除するように努めたといわれる。『本草綱目』は中国・日本のみならず、世界中の薬学史・医学史にとっても画期的な名著の地位を得、日本でも多くの医師や科学者たちの必読の書になった。

たとえば徳川家康が『本草綱目』を原語で読みこなし、自身の漢方薬づくりや漢方医たちとの議論のための教科書にしていたというエピソードはよく知られている。家康の漢方好きは大変なもので、その知識量には専門家も驚嘆し、『本草綱目』以外の漢語の医学書も読みこなしていなければわからない知識を豊富に有し使いこなしていたという。家康が好んだ処方は『八味地黄丸《ハチミジオウガン》』（漢方辞典によると各種内蔵を強壮にするとされる）や「大柴胡湯《タイサイコトウ》」（肝臓の強壮に効果があるとされる）などだが、彼はそれに飽き足らず、「万病丹」などの処方を自分で編み出し好んで処方した。また家康は当時流入してきたポルトガル医学（南蛮医学、南蛮流外科）にも旺盛な関心を示し、合戦のときなどはポルトガル医師のもたらした石鹸をすすんで使い衛生に役立てたという。

このことから私は家康を「医学者」としても歴史的に扱ってもよいと考える。この「医師・徳川家康」をどの医学学派に置くべきかだが、彼が『本草綱目』など比較的新しい中医学の書に拠っていたこと、彼の朱子学好き（林羅山を顧問とした）などから後世派に属するとしてよいのではないかと思う。たとえば羅山は『本草綱目』を家康にはじめて献上するなど、家康の医学知識にも相当の貢献をしている。

しかしこの『本草綱目』こそ、日本の医学・薬学に影響を与えた最後の中医学の書になってしまう。『本草綱目』が示した近代性、客観性の意味を広げることが中国人にはできなかったのである。家康が込んだ中医学の世界はその衰亡期にさしかかったものだったということができる。明ののちの清になると、日本人の参考になるような中医学の書も理論も、まったくといっていいほどなくなってしまう。医学史家の小曽戸洋氏はこの点に関して次のように説明している。

…清代にも多くの医薬書が出た。しかし明代と重なる清初の一部は除くとしても、明のそれとは対照的といってよいほど、清代には日本の医界を根底から揺るがすような斬新な医学書は何一つ現れなかった。それはややもすれば新鮮さを欠いた清の伝統医学にも原因があるが、元禄の頃にはすでに独自の方向を踏み出しつつあった日本の医学情勢がもたらしめた結果といえる。

小曽戸洋『漢方の歴史』

小曽戸氏の見解は、日中の医学・薬学の関係は、古墳・大和時代以降、長らく日本が中国＝中医学を模倣する時代が続いたが、それが江戸時代において逆転関係に転じ、その潮流が蘭学（オランダ医学）の受容にも貢献したというものである。私が本章で述べてきた歴史的経緯と大体において一致する。この考えをさらにすすめれば、蘭学を明治以降のドイツ医学などの近代医学と結び付けて考えれば、近代医学の準備が江戸時代の漢方医学において完成していたという、「江戸＝近代」論が医学の歴史において成立するという意見にもなりそうである。

だが私はこのような発展的歴史観、「江戸＝近代」論を漢方の歴史に持ち込むことにはかなりの違和感をおぼえる。もちろん、江戸時代を漢方医学確立の時期と看做す見解が間違いということではない。しかし「受容」（後世派）→「批判」（古方派）→「止揚」（考証学派）のような独自化の流れは、何も江戸時代に突然出現したものでなく、日本の医学の歴史において幾度も生じてきたものではなかったのか。こうした問いかけもあってしかるべきではないだろうか。

そしてこのような日中医学の影響関係が前提としている「模倣」は本当に存在したのだろうか、という疑問もある。医学史上、医療制度は律令制度に由来し、平安時代の貴人の治療などは中国医学の模倣だったというのが通説である。しかしこの時代の貴人たちの疾病とその治療の記録を追うにつけ、大いに疑わしいことと考えなければならないと私は考える。律令政治制ですら入り口の段階で独自化してしまった日本人が、もっと生活に身近な医学に関して、それを完全な異世界である中国に模倣した、などということが果たしてできるのであろうか。

こうした疑問を明らかにするために、ここで時代を更に遡り、古代の我が国の医学の状況に目を向けることにしよう。

『医心方』と古代医療システム

前章で日本に史上はじめて渡来し允恭天皇の治療にあたった外国人医師は新羅人の金武だといったが、『日本書紀』によると、そのしばらくあとの西暦四六三年（雄略天皇の治世）に高麗人の医師の徳来が来日して帰化、その子孫は代々医師を務め「薬師」の姓を名乗るようになったという。五六二年には中国人の知聡が一六四巻にものぼる中医学の書をもって来日、やはり帰化したとされる。

その後六〇八年、徳来の五世孫の恵日（薬師恵日）が医学の学習のために遣隋使の小野妹子に同行し、六二三年まで中国に滞在した（この間、隋の滅亡と唐の建国があった）。薬師恵日はこのあと、六三〇年と六五四年にも中国に渡りそれぞれ数年にわたり医学を学んでいる。詳細な史実は不明だが、この恵日が日本に中医学の医書の大半をもたらし、中医学の日本への影響を本格的に創始させた人物だと考えてよいだろう。その後、医術にも長けていた鑑真の来日（七五四年）により、日中間の医学の交流はますます盛んになっていく。ちなみに鑑真は光明皇后の病床において、盲目でありながら匂いで薬を嗅ぎ分け調合し、投薬治療にあたっている。

七一八年制定の「養老律令」の医疾令では、医事専門の行政機関（典薬寮）とその長官（典薬頭）の存在が定められ、医師養成制度を日本ではじめて詳細に規定した。驚くべきことはこの日本初の医師養成制度において、内科・小児科・外科が明瞭に区分されていることである。医学生は九年間の学習が基本で、この間、多数の中医学の古典を学習することが義務付けられる。そのあと七年間の医得業生の期間があるが、これは医学部大学院のインターン制度のようなもので、給付を受けながら学び、師匠との関係を強めてやがてやってくる医官任官試験を受ける。すべてが順調に修了すると三〇歳くらいで一人の医師＝医官が生まれることになる。今日とあまり変わりがない年齢である。

これは当時、ハイレベルなものとして考えられていた中医学の最先端の部分（先述したように、この時期に中医学ははじめて専門分化した）を日本が受容しようとした意欲を示すものといえる。しかし実際は専門の医官はなかなか育たず、しかも律令が医師を原則として丹波氏や和気氏などの世襲としたため、貴族や民間から大挙として医師志望者が押し寄せるということはなく、平安時代以降はこの典薬寮のシステム自体が衰退していく。

育ちづらい専門医に代わり、宮中や民間で医療活動を盛んにおこなったのは僧侶たちであった（中医学に「僧医」の伝統は存在しない）。「医療に優れた僧は当然、典薬寮に属する官位に組み入れられることなく、僧としての立場で医療を施し、対象とするところも庶民であった。そのため、この僧医をもって民間医の始まりとするのが通説である（酒井シズ『日本医療史』）とされている。

これは漢語によく通じていた僧侶が中医学の書物を学びやすかったこと、また病気平癒

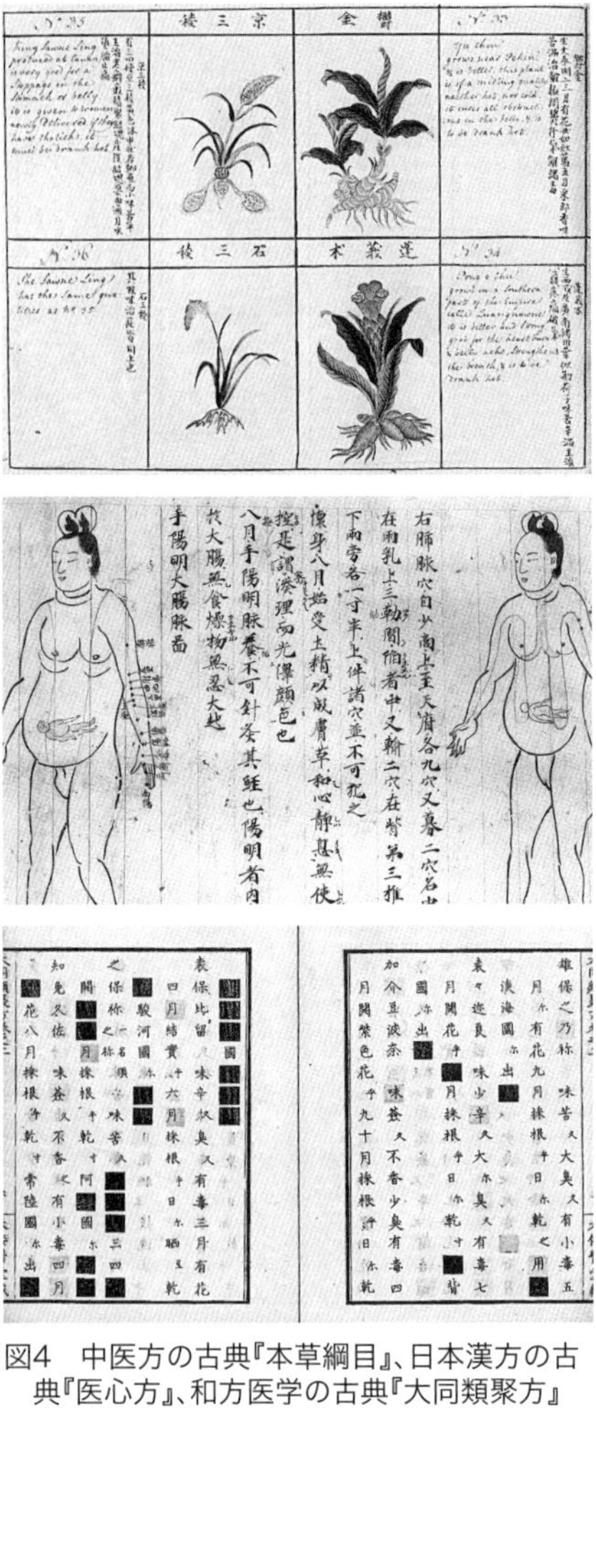

図4　中医方の古典『本草綱目』、日本漢方の古典『医心方』、和方医学の古典『大同類聚方』

の加持祈祷をおこなう権限を有していた彼らが、「病気全体」に対してかかわりをもちやすかったことが理由であるとみるべきだろう。

たとえば五八七年、用明天皇が病気に倒れ、仏教帰依を決意し内裏に招いた豊国法師は、一説に医療の大家だったという。また、聖武天皇の七五六年の崩御のときなどは治療にあたった僧侶は実に一二六人にのぼったと伝えられる。こうした僧侶の大半が留学経験を有しており、漢籍の医学書に通じていたのである。このように医学制度の基本構築が中国と違う形で推移していく中、それまでの日本の中医学の影響を網羅したのが宮中医・丹波康頼（俳優の故・丹波哲郎は子孫にあたる）が九八二年に完成させた『医心方』だった。

『医心方』は全三〇巻より構成され、八七八の病気名についてその対処法、投薬が記されている。依拠した中医学の書物は二四八種にものぼるが、特に隋の『諸病源候論』、唐の『千金要方』『外台秘要方』などの三書を重視して引用されている。ただし既述したようにアーユル・ヴェーダ医学（インド医学）についての記述もあり、必ずしも中医学一辺倒の医学書というわけではないことに注意を要する。

「抵抗」の医書『大同類聚楽方』

このように史実を整理すると、なるほど医療制度において日本は中国と違う独自な展開があったのだろうが、肝心の医学知識、医学理論はやはり中医学一辺倒だったのではないか、という見解があるやもしれない。しかしそれは正しくない。

実は中医学の流行に対して、それ以前から我が国にあった医学がかき消されてしまう危機を感じた面々により、我が国独自の医学理論を集約した書の編纂が『医心方』より以前におこなわれているのだ。これが桓武天皇（七三七〜八〇六）の勅命にもとづき出雲広貞らにより記された『大同類聚方』（全百巻、八〇八年、平城天皇の御代に完成する）である。この『大同類聚方』の存在は、漢方以前に「和方」というべき我が国独自の医学・薬学が存在していたことを意味するといえる。

ただし、現在伝わる『大同類聚方』は江戸時代の国学者・佐藤方定により「後世につくられた偽書である」とする解釈が唱えられ、佐藤の師匠である本居宣長でさえ「鎌倉時代以降の作とみるべきである」と偽書説を採用、今日にいたるまで偽書説を採用する考え方が多数になっている。とりわけ、コロンブスのアメリカ大陸発見まで、南北アメリカ大陸にしか存在しなかったはずの梅毒について『大同類聚方』が詳しく解説をおいていることなどは、偽書説をより有力化している。ゆえに完全真書説を採る論者は、古代から日本に梅毒は存在していたとするが、こうした考えにはやや無理があるというべきだろう。

しかし、佐藤方定も本居宣長も、『大同類聚方』を完全な偽書とみなしているわけではない。平城天皇の時代に勅命でできた『大同類聚方』なる医書は存在したが、その後大半が焼失などで失われてしまい、それを後世の人間が埋めあわせるために書き足しを繰り返したのだ、と彼らは主張しているに過ぎない。すなわち、桓武天皇たち八～九世紀の人間が、中国一辺倒になりかねない状況にあった医学において、我国独自の医学が存在しているという「抵抗」「戦い」をみせたことについては、偽書説を唱えてきた国学者・歴史学者の大半も同意をしているのだ。

『大同類聚方』の真書性の判断（どこまでが八～九世紀に記されたものか）はなかなか難しいのであるが、記されている薬草の使い方は日本独自のものが多く、たとえ七～八世紀以降に書き足してつくられた医学書だとしても非常に興味深い書であることは間違いない。たとえば日本中いたるところに自生しているオオバコ（車前子）であるが、漢方・中医方では止血効果があるとしているのに対し、『大同類聚方』の「和気清麻呂所伝」には、一歩踏み込んで「鼻血の薬」になると記してある。『大同類聚方』のこの見解は「鼻血が出たら、オオバコをしみ込ませた脱脂綿を鼻につめよ」という民間療法と同じであり、根拠のないものとはいえない。

また、寒さで凍死しそうになったものに対しての対処法として、『医心方』が「灰を熱してあたため、袋に入れて胸部にあてる」（現代でいうところのホカロン？）「酒や重湯を含ませて体をあたためる」と中医学の古典と同じ対処法が記されているのに対して『大同類聚方』では「蕎麦粉の粥を与え、稲藁の火でゆっくりあたためる」「蕎麦粉は寒さや邪気を防ぐ」と蕎麦粉の効能（蕎麦粥には体をあたためる効果がある）を説いたのち、「冷えた体をあたためて、陰嚢がのびて垂れるものは生き返る」という臨床見解を示している。これは「全身の血流が良好になると陰嚢が伸びる」という今日的な医学上の見解とほぼ同一のものである。

こうした『大同類聚方』の数々の記載は、たとえその内容の多くが八～九世紀より後に記されたものだとしても、中医学と区別すべき「和方」の医学・薬学が中医学伝来より以前から我が国にたくさん存在していたことを示している。その後、流入してきた中医学がそれら「和方」に同化（受容と反発）していく形でやがて完成していく日本漢方の基礎をつくったと考えてよいだろう。日本漢方・日本医学の始まりに中医学の模倣があるとするのは明らかな誤りなのである。

道長の糖尿病と憶良の痛風

『医心方』に代表される当時（大和～平安時代）の中医学の模倣をもって「日本の医学はそこから始まった」とする見解については、次のような疑問も感じる。

確かにこの書は、中医学を詳細に引用する形で完成したものである。古代日本の医師や僧医たちは、可能な限りの漢籍の医書を読み込み、知識的にはこの『医心方』のレベルに到達したのであろう。現実的な医療資源に関しても、正倉院の宝物庫に所蔵されている薬草の数、種類からして、中医学そのもので以て医薬品をつくり、当時の人々の病気に対処することは充分に可能であった。このような理論と医療資源を現実に使い対処したという記録や伝承があってこそはじめて「中医学の模倣」があったといいうる。ところが、現実の当時の医学治療をみると、この肝心な「中医学的対処」がきわめて乏しいのである。

たとえば藤原道長（九六六～一〇二八）は中年以降、糖尿病を患っており、娘たちが入内を果たした四十代以降には症状はかなり悪化していた。実はあの有名な「望月の歌」を詠んだ翌日の一〇一六年一〇月一七日、五一歳の道長は糖尿病の悪化により「一寸先（三〇センチ）先のものみえず」という失明同然の状態に陥ってしまった。以後、六二歳で亡くなるまで道長は政治的には絶頂であったが、健康面ではどん底の状態だったのである。

中医学は持続的病気、慢性疾患のタイプの病の糖尿病への対処は得意とし、「喉が渇いて仕方ない病」「栄養が体の中で消えてやせ細っていく病」＝「飲水病」「消渇病」としてきわめて早い時代から把握、八味地黄丸などによる対処を説いてきた。飽食にあけくれ運動不足に陥っている皇帝・王族・貴族たちが紀元前から多数存在した中国では、生活習慣病である糖尿病への対処は重大な課題であった。ところが道長への治療（当時国内最高レベルの治療がなされた）にはこの方面の中医学的対処はいっさいなされることはなかった。

日本では「生活習慣病の階層」は、平安時代がはじめてであって、ゆえに知識と疾病の現実が対応しなかったという指摘がここで可能なのではないのだろうか。書物の上でいくら「病気」を知っていても、眼前にその病を一度もみたことがないとなれば、医師も薬剤師も診察力はないに等しい。まず「病気」があってその先に「医学」があるのが順序なのに、我が国の糖尿病治療の歴史はその順序が逆になっているのである。

同様のことは同じく生活習慣病である痛風にもあてはまる。痛風は過剰なプリン体の摂取が続いた結果、プリン体の代謝物である尿酸が関節などに蓄積し、足に猛烈な痛みを伴う発作を引き起こす病で、重症化すると心臓や腎臓にダメージを与えることもある。美食を好む人間が陥りやすい病といわれるが、意外な食品がプリン体を高含有しており、必ずしも美食家の病ともいえない面があることに注意しなければならない。

たとえば肉類より魚類の方に概してプリン体は多く含まれており、魚類の中でももっともプリン体を高含有するのはイワシで（カツオもほぼ同率）、一〇〇グラムあたりのプリン体含有量は、痛風を招きやすいとよくいわれる食品のアンキモの二倍にもあたる。またプリン体は大豆食品にも多く、納豆や豆腐は痛風患者には基本的に禁忌である。このようにイワシ、納豆、豆腐などの「粗食」が痛風を招きやすいのである。反面、意外に思われるかもしれないが鶏卵や乳製品はコレステロールは高いがプリン体はほぼゼロである。カルボナーラのパスタやチーズだっぷりのピザは痛風とは縁がないのだ。なお尿酸は運動不足でも体内にたまりやすくなるが、過剰な運動による筋肉疲労でも蓄積が起きるので、スポーツ選手などで痛風に罹患してしまう人間が意外に多い。

そんな病気なのだが、日本では少なくとも二〇世紀以前、痛風にあたる患者がほとんどみられなかった。これに対し中国では古代から痛風が多発しており、張仲景の『金匱要略』にすでに「歴節病」の名前で痛風の名前が登場し、関節の痛みに対しての対処療法（麻黄などを用いる関節の血行改善）や痛風の原因になる過食への対処（肝臓の脂肪の代謝をあげる大柴胡湯などの処方）を盛んにおこなってきたことが判明している。日本漢方では珍しく中医学に水をあけられる分野になっているのだ。

しかし「日本人に伝統的に痛風がいない」というのは記録上のことであり、（プリン体を豊富に含む）新鮮な魚を伝統的に大いに好む日本人が、痛風とまったく無縁だったとは考えられない。またプリン体はビールにたくさん含まれることが知られているが、実は日本酒も含有量が少なくない（焼酎やウイスキーなどの蒸留酒はプリン体がほぼゼロである）日本酒と魚をこよなく愛した相当数の歴史的人物に痛風患者が存在したと推理できる。そのうちの一人が古代日本の偉大な歌人、山上憶良（六六〇〜七三三）である。

憶良は七三歳と長命であったが、七二六年、筑前守として九州に赴任、大宰府に着任していた大伴旅人と親交を結び、歌詠みにあけくれる日々を死の晩年までおくる。憶良の表現活動の全盛期だが、このころから憶良は足関節の激しい痛みに悩まされるようになり、七三二年に帰京するころには歩行もほとんど不可能なほどに症状が悪化していったことが憶良の文章から判明している。「おもりを背負っているようだ」「あらゆる骨接が痛い」「翼の折れた鳥のようにしか立ち上がれない」などの痛ましい表現がそれらの文章からみられる。

憶良が重い痛風の症状に陥っていたことがこれらから判明する。親友となった酒豪の旅人と連夜、九州の新鮮な魚をつまみに日本酒を酌み交わしたことが憶良の痛風を発病したのではないか、と作家の槇佐知子女史は医学的推測をしているが、この推測は事実とみてよいだろう（もし糖尿病だったら、激しい飲水と多尿が主要症状にあるはずだが、それは憶良の病状にはみられない）。繰り返しになるが、痛風に関しては、一見すると健康食そのものに思われる「新鮮な魚」が症状を悪くしてしまうのだ。

そんな憶良は知識の上では医学に通じていた。生涯を通じて大読書家だった憶良は、七〇二年から二年間の遣唐使団に加わり中国にわたった際も、あらゆる分野の漢書を読み漁り、日本に持ち帰った。その中には相当数の医学書が含まれており、憶良の文章からは彼が医学の専門家といえるほど、中医学の医療知識をもっていたことが判明している。医学への関心は晩年にいたっても旺盛だったようで、自分の症状を嘆く憶良は、扁鵲や華佗や張仲景らの中医学の名医の名前をあげて、彼らのような医聖だったら、今自分が直面しているこの苦しみ・痛みを癒してくれたのではないか、とまでいう。

ああ、なんということだろう、と二一世紀に生きる私は思う。彼は自分の病とその対処法がきちんと医書の中に記されていることに気づかなかったのである。「病」の原因への現実的認識がなかったために、彼は中医学書の中にふんだんに記されている「痛風」に関しての部分を読み飛ばしてしまったのだ。ちなみに『医心方』には痛風に関しての記載はない（脚気および脚気に類似した脚の病に対しては詳細な説明と対処を記している）『医心方』の編者にしても、中医学の「痛風」は別の星の病のお話に思われ取り入れることをしなかったのであろう。

道長の糖尿病といい、憶良の痛風といい、医療が対象とする文化的土壌がまったく違うために、「医学の模倣」そのものが成立しなかったということになるのではないだろうか。これらが当時の中国の宮中医や民間医だったならば、すぐに様々な処方薬を繰り出して、当たり前のように彼らを治療したに違いない。これは都市計画（平城京や平安京など）や律令制度を模倣したといわれるのにその実はまったく異なる受容と同化だった日中の文化的な影響関係が医学においても成立することの何よりの証明になるのではないかと私は思う。

以上、歴史学的な指摘により、「日本漢方・日本医学と中医学の違い」を指摘してきたつもりである。次章ではこの問題つまり日中の「違い」ということをもっと日常的な視点からとりあげ考えていきたいと思う。

第三章　日本漢方の奥深さ・多様性について

趙雲はお茶を飲んだのか？

韓国はもちろんだが、現代中国のビジュアルなドラマのほとんどは見るに堪えないものばかりである。その理由を端的にいえば言論の自由がなく、たとえば「歴史劇」といいながら「現代韓国」「現代中国」の政治的主張ばかり盛り込むから（盛り込まざるをえなくなってしまうから）面白くなくなるのだ。ところが例外というのはどこにもあるもので、期待しないでみはじめた二〇一〇年制作（脚本・朱蘇進、監督・高希希）の『三国志 Three Kingdoms』はまさにまったくの例外、非常に面白くて私はインターネット放送を通じて全九五話をまたたくまに観てしまった。

この作品の面白さは、何といっても、誰一人として善人が出てこないこと、言い換えれば「中国人の世界は油断をすればすぐに皆殺し」が描きつくされていることである。たとえば普通の「三国志」では善玉に描かれる劉備はこのドラマでは『仁義』を操る偽善者、劉備に次ぐ善玉ヒーローの諸葛亮はエリート臭たっぷりに他を見下す謀略家、劉備と義兄弟を結ぶ義の戦士の関羽・張飛は傲慢きわまる暴力主義者だ。悪玉の曹操や三国志の最終勝利者の司馬懿の悪辣さなどの描かれ方に至っては、絶望的なほどに完璧である。「悪だらけ」なのだ。現代中国の政治の世界のイメージと重なるといっても少しも過言でなく、「今の中国を感じる」という意味でも面白くてたまらない歴史ドラマになっている。

そんな本作『三国志　Three Kingdoms』だが、もちろん誇張された場面、話が明らかにおかしい場面というのはたくさん存在する。たとえば「天」という言葉（概念）の使い方である。登場人物たちは窮地に陥ったり運命を論じたりするときにしきりに「天」という言葉をまるでユダヤ・キリスト教世界の「神」という言葉のように用いている。これは原作の『三国志演義』にはまず存在しない。ドラマの制作者たちは、ユダヤ・キリスト教文化圏（欧米）への「受け」を狙いこのような作為を用いたのであろう。まったくの虚構に過ぎない「天」「神」同祖論がドラマ内に存在している。

だがもっと気になるのが「飲茶」の問題だ。ドラマ内の多くの登場人物が、当たり前のように茶を飲んでいる。貴族、文官、武将といった上流階級の人間ばかりでない。たとえば登場人物の一人の趙雲が庶民の食堂に行くくだり、当たり前のように茶が給仕されたりする。飲む方の趙雲も別に驚く気配はない。ドラマを観る限りまるで中国全土に飲茶の習慣がすでに広まっていたかのようだが、これは完全に「茶の歴史」の史実と相違している物語描写なのだ。

周知のように『三国志演義』は三世紀後半に成立した歴史書『三国志正史』をもとにして成立した小説物語である。この正史の方の『三国志』の呉について書かれた「呉書」の部分に韋曜《いよう》という人物が登場する。韋曜は呉の三代目皇帝の孫皓《そんこう》（孫権の孫、二四三〜二八四）に重く用いられていた文官だが、韋曜はまったくの下戸で、宴会のときに申し渡された量の酒を飲むことができなかった。そこで孫皓は韋曜に気を使い、飲まなければならない酒の代わりに同じ量の茶をあらかじめ渡し、それを飲むことで韋曜は面目を保つことができた、と『三国志正史』「呉書」に記してある。

実はこの記載こそが、長い中国史の中で「飲茶」について記されたはじめての文献なのである。『史記』『論語』『孟子』『老子』などそれ以前の中国の文献に飲茶の話はいっさい存在しない。たとえば三国時代以前にもしばしば「茶」なる漢字が文献に登場することがあるが、これらのほとんどは野菜の「苦菜」を「茶」として記載したもので、今日的意味の茶とはまったく無縁である。あるいは、茶（私たちが知る本当の茶）についての「茶摘み」、ということならば前漢時代にそれらしき文章がみられる。しかし前漢の時代、茶を野草として食用に用いていたとする見解も非常に有力で、茶摘み＝茶が飲まれていたことにはならない。飲用としての茶、に用いたということについての文字記録となると、文献上、三世紀の『三国志正史』の中のこの文章より以前に遡ることはやはりできないのだ。

もちろん『三国志正史』に登場するのだから、三国志の時代である三世紀の中国に飲茶がおこなわれていたと考えることはできる。三国志の英傑たちの中に飲んだ人間もいなかったわけではないだろう。しかしドラマの中でみられるように、朝な夕な、まるで生活用品の一部のように茶を飲んでいたということは史実に明らかに反する。三国時代、茶は庶民はおろか、将軍や貴族でもなかなか口にできない超高級品だったのである。

茶の歴史研究においては中国の支配階級に飲茶が一般的になったのは六世紀の南北朝時代と考えるのが多数説であり、庶民に広まったのはさらにその先の隋・唐時代以降とされている。ところがこのドラマではやはり欧米人あるいは日本人向けに「古代より私たち中国人は皆、茶を嗜んでいた」という強調をしたいがために登場人物にひたすら茶を飲ませているのだ。しかも、ドラマに登場する三国志の英傑たちは、茶をまるで現代日本人のように嗜好品として嗜んでいる。「医薬品」として全く使っていない。実はここも、このドラマの飲茶をめぐっての重大な虚構があるのだ。

お茶が医薬品？何を馬鹿なことを、といわれるかもしれない。しかしこの「茶」と医薬の関係にこそ、日中の医学・薬学の大きな相違の面が存在するのである。

最初に渡欧した茶は日本茶だった

三世紀周辺に始まった中国の飲茶の歴史だが、日本の茶文化はどうであろうか。

日本史上、飲茶がはじめて歴史の表舞台に立つのは八一五年、嵯峨天皇が唐への留学経験を有する僧・永忠（七四三〜八一六）に近江（滋賀県）の梵釈寺で茶を振舞われたとき、というのが歴史教科書的な見解である。しかし岡倉天心などが正しく指摘するように、七二九年、聖武天皇が宮中（奈良）で百人の僧侶に般若経を読経させた後に茶を振る舞う、という記録が残っており、飲茶の習慣はこの少し以前の七世紀後半にはすでに日本にあったと考えてよいだろう。

その七世紀に、入唐した僧侶や留学生たちの誰かによって飲茶の習慣が渡来し栽培が開始されたのであろう。文献上、茶の栽培は中国から茶の種をもちかえった最澄により八〇五年に開始されたということになっている。この最澄の記録が正しいとなると聖武天皇が振舞った茶は輸入茶ということになる。しかし、それ以前から日中の行き来は相当に盛んであり、最澄以前に無名の留学僧や文人が茶の栽培を開始していた可能性は充分にある。そもそも茶の木は石器時代から日本列島に自生している。記録がないだけで、茶葉を古代中国のように食用に用いることはあったのかもしれないし、聖武天皇の時代に国産茶があった可能性も否定できないだろう。いずれにしても日本の「飲茶の歴史」は少なくとも七世紀後半に始まるとみてよい。

ヨーロッパ人が飲茶の習慣を知ったのは、飲茶文化を別々の形で長く保有した中国・日本を通じてであった。面白いことに一四世紀に最初に東アジアにやってきたヨーロッパ人のマルコ・ポーロの『東方見聞録』には茶についての記載はみられない。茶がヨーロッパ人の記録に登場するのは、マルコ・ポーロの旅行より約二〇〇年のち、航海士やキリスト教宣教師たちによるものがはじまりである。彼らは瞬く間にこの異世界の不思議な飲み物に取りつかれることになった。

ここで留意しなければいけないのは日本茶と中国茶では、実は前者が先にヨーロッパに流入したということである。ヨーロッパ人がはじめて飲茶の習慣を記したものは、一五四五年刊行の『航海記集成』（イタリア人地理学者ラムージオの執筆による）の中国の喫茶習慣を通じての文章だが、ヨーロッパに向けてはじめて輸出された茶は一六一〇年に平戸を出港したオランダ船に積まれたもの、つまり日本の緑茶であった。現代からはちょっと信じがたいが、ヨーロッパ人は一八世紀くらいまで、発酵茶（紅茶）ではなく、非発酵茶の日本緑茶を好んで飲んでいたのである。

日本が鎖国＝制限貿易政策を採り次第に日本茶の輸入が減少すると、ヨーロッパ人は中国から多量の緑茶を輸入しはじめる。烏龍茶やプアール茶など発酵茶の印象が強い中国茶であるが、実は中国は多量の緑茶を生産消費しており、二一世紀の今日でも中国での茶の生産全体の七割を占めるのは緑茶である。だがヨーロッパ人は一八世紀にはいると緑茶を敬遠しはじめる。砂糖文化が広がりはじめたヨーロッパで「砂糖にあう茶」を求め始められたからであり、砂糖に合わない緑茶は次第に彼らの口から遠ざけられていく。こうしてヨーロッパに中国やインドの発酵茶が出まわるようになるのだ。

明治時代になり貿易が解放されると日本はふたたび日本茶＝緑茶の輸出をはじめる。これもあまり知られていないことのようだが、明治初期の日本において緑茶は、生糸と並ぶ重要な輸出品だった。とりわけ新興国家アメリカに緑茶の巨大な需要が生まれていたのである。

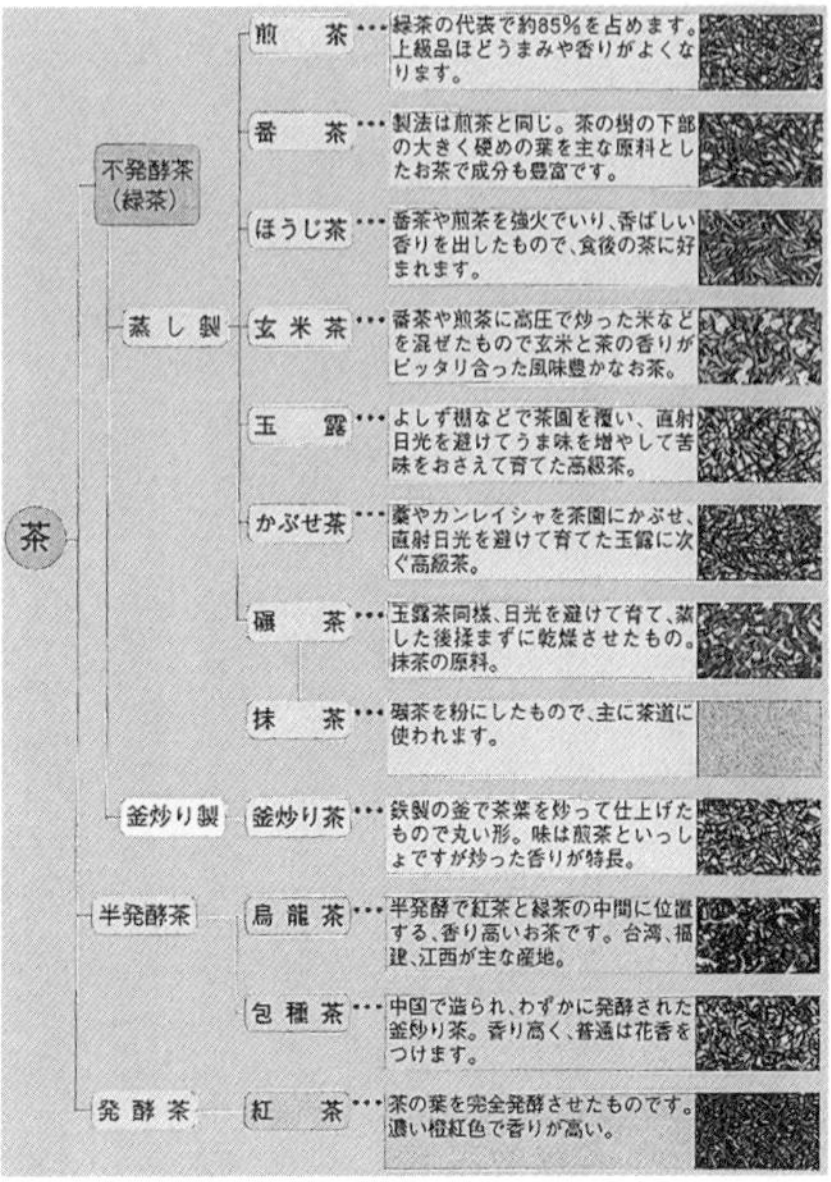
茶
不発酵茶（緑茶）
蒸し製
煎　茶…緑茶の代表で約85%を占めます。上級品ほどうまみや香りがよくなります。
番　茶…製法は煎茶と同じ。茶の樹の下部の大きく硬めの葉を主な原料としたお茶で成分も豊富です。
ほうじ茶…番茶や煎茶を強火でいり、香ばしい香りを出したもので、食後の茶に好まれます。
玄米茶…番茶や煎茶に高圧で炒った米などを混ぜたもので玄米と茶の香りがピッタリ合った風味豊かなお茶。
玉　露…よしず棚などで茶園を覆い、直射日光を避けてうま味を増やして苦味をおさえて育てた高級茶。
かぶせ茶…藁やカンレイシャを茶園にかぶせ、直射日光を避けて育てた玉露に次ぐ高級茶。
碾　茶…玉露茶同様、日光を避けて育て、蒸した後揉まずに乾燥させたもの。抹茶の原料。
抹　茶…碾茶を粉にしたもので、主に茶道に使われます。
釜炒り製
釜炒り茶…鉄製の釜で茶葉を炒って仕上げたもので丸い形。味は煎茶といっしょですが炒った香りが特長。
半発酵茶
烏龍茶…半発酵で紅茶と緑茶の中間に位置する、香り高いお茶です。台湾、福建、江西が主な産地。
包種茶…中国で造られ、わずかに発酵された釜炒り茶。香り高く、普通は花香をつけます。
発酵茶
紅　茶…茶の葉を完全発酵させたものです。濃い橙紅色で香りが高い。
図1　お茶の種類の分類（笹谷製薬HPより）

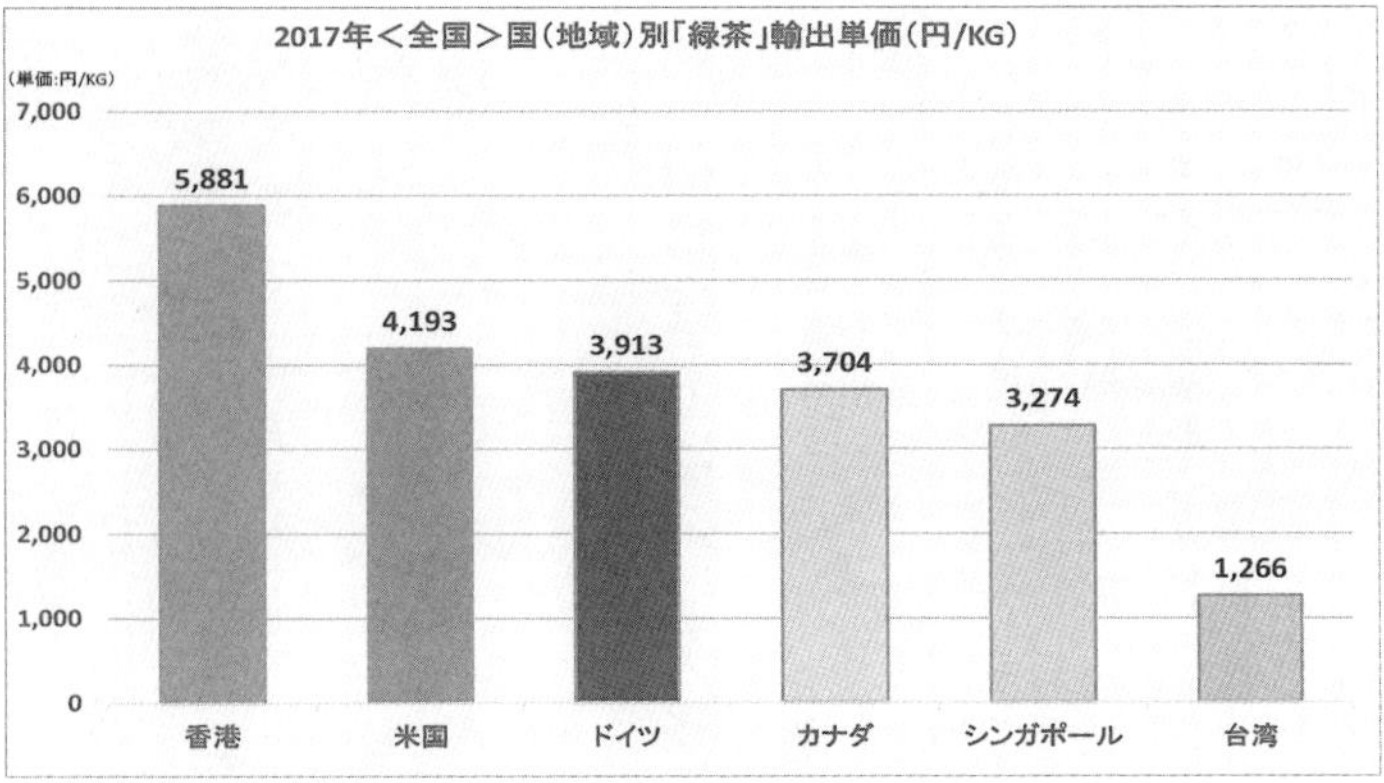

図2　現代における日本茶の輸出先（東京税関HPより）

一九世紀末のアメリカは、中国茶よりも日本茶の輸入の方がはるかに多く、多数のアメリカ人が当たり前のように日本茶を嗜んでいたのだ。

ヨーロッパ人たちの日中の茶文化の違いについての記載は実に面白い。先述のラムージオは、「中国人はいたるところでこの飲み物を薬として飲んでいる」といい、頭痛や胃痛、さらには痛風に対して治療効果があるとしている。これに対しオランダ人地理学者リンスホーテンは一五九六年『東方案内記』で、日本では「食事のあとや友人の来訪時の品のあるもてなしの際に茶を振舞う」「そのポット（茶壷）を日本人は、ダイヤモンドやルビー宝石のように珍重する」という。中国の茶は「医薬品」、日本の茶は「もてなし」「芸術」の類の存在というわけだ。日中の茶文化を外部から初見した彼らは、両者の違いに正確に気づいていたのである。

本書をお読みの方には、中国人と実際に接してみて、日中のライフスタイルの大きな差異に驚かれた経験をお持ちの方も少なくないと思うが、数々の驚きの中の一つにこの飲茶・喫茶に関しての捉え方の違いということがあるのではないかと推察する。日本人もよく茶を飲むが、中国人も実によく茶を飲む。しかし両者に「茶文化」を共有しているという連帯感情はほとんどないといっていいだろう。

中医学では茶は医薬品

たとえば中国国内に行くと、都市だろうが田舎だろうが、膨大な種類の茶が、医療効果・健康効果別になって販売されている。中国人たちはそれぞれの健康目的に従って茶を選んでそれを飲む。中にはびっくりするような値段の茶も相当あるのだが、中国の金満家は自分の健康目的に合致するとなれば喜んでそれらを買う。中国人が茶をもてなしで使うこともももちろんあるが、超高価な茶は、よほどの賓客でない限り給仕されない。つまり中国人にとって茶は今も昔も天然由来の「薬」に他ならない。

これに対し我々日本人はといえば、すすんで茶で喉の渇きを癒し、どこにいっても来客に茶のもてなしがある。が、何万円もする茶を病気改善、体質改善のために喜んで購入するなどということはとても一般的とはいえないし、そんな伝統もない。もてなしに出された茶がどんな医療効果があるとか、どれほどの価格のものなのか、気にする人間はどこにもない。しかしその茶そのものの値段価格や医療効果とは関係なく、茶道という芸事の世界があることは日本人は誰でも知っており、茶は品位のある飲み物だと認識している。

岡倉天心が『茶の本』の冒頭で言ったように、茶は中国では、歴史に登場したその第一ページから「薬」だった。たとえば唐の時代の陸羽（七三三〜八〇四）は天心により「茶の世界の最初の使徒」といわれる人物だが、その陸羽が七八〇年に記した史上はじめての茶についての研究書『茶経』からしてこの「茶＝薬」説が詳細に展開されている。

陸羽によると中国文明で最初に茶を飲んだ人物は神農（三皇五帝の一人、医学と農業の神とされる）だという。神農は黄帝などと同じく架空の宗教的存在で、神農が執筆したと伝わる『神農本草経』も後漢から三国時代あたりに編纂されたもの（これも現在、完全に散逸している）である。既述したように、中国文明での飲茶の習慣の始まりは三世紀あたり、どんなに遡って考えても前漢末期の時期より以前とは考えられない。しかし興味深いことはここで陸羽が「医学の神」と飲茶の原初を結び付けていること自体に、「中国における茶」のシンボル的な意味を見出すことができることだ。ちなみに日本神話の薬・医学の神様である大《オオ》己貴神《ナムジノミコト》と少彦名神《スクナヒコナノミコト》は記紀においていずれも「茶」とはかかわりなく描かれている。

この『茶経』には唐の時代に伝承されていた茶に関しての様々な医療効果が列挙されている。たとえば「人を眠らせない」「消化不良をなおす」「利尿効果がある」「意思を益す＝気力が充実する」などは今日の私たち現代日本人でも納得できるものだろうが、「長年のデキモノを治癒するには、茶と百足《ムカデ》を炙ったものを服用するべし」となると、首を傾げたくなるのではないだろうか。「子供が理由もなく痙攣して倒れる症状を治癒するには、茶と葱のヒゲを煮て飲ませるとよい」などという治療法も今日的に意味不明である。

さらには「茶は身を軽くし、普通の骨を仙人の骨に変える」「茶は長く服用すると羽が生えて空を飛べるようになる」などという記述になればもはや紛い物、誇大広告の記述にしか思えなくなってくる。だがこうした神秘主義的な誇大記述が茶に関してなされていることこそが、茶が中医学上の医薬品に位置付けられていることの証拠である。李朱医学のくだりで述べたように、中医学は道教的迷信思想の誘惑を絶えず受けながら発展展開してきたものだったからだ。

中医学の考えは正しかったのだろうか。つまり現代医学的にみて、つまり客観的・科学的にみて、茶は「薬」といえるのだろうか。たとえば幾度も話に出てきている痛風の治療であるが、対処療法として飲茶を進める医師が日本国内にも欧米にもよくいる。関節に尿酸が滞留してしまうことが原因で悪化する痛風であるが、つまり利水作用のある飲み物をどんどん服用して尿酸を輩出すれば症状がよくなるというわけである。だがこれは、茶の利尿作用に注目した生活習慣指導というべきで、茶そのものが「医薬品」として認められることにはならない。

それ以外に高濃度の緑茶や烏龍茶、あるいはコーヒーと混合させた緑茶を用いたダイエット・減量方法（「緑茶コーヒーダイエット」という）が現代日本で大きく流行したりもしている。インフルエンザ予防と緑茶摂取の関係を調べる研究もおこなわれているようである。これらの流行の実際を詳しくしらべてみると、劇的とは言わないまでも一定の層に効果を見せている事実は認めてよいようだ。やはり飲茶には何等かの強い健康効果があるといってよい。が、特定の病的症状を改善するという「医薬品」という存在にまでは成りえていない、すなわち中医学の捉え方は「根拠ゼロとまでは言わないが明らかに大袈裟だ」というのが現代医学の茶に関しての把握の現状といってよいだろう。

さて歴史の話に戻ると、中医学の影響を全面に受け入れた我が国の『医心方』にも、中国の医学文献からの引用の形で茶の薬学的効果が多数記載されていることがわかる。しかしこの茶＝薬という思想は、日本にはまったく定着せず、かといって嗜好品として普及することもなく、平安時代を通じて、密教修法などの仏教儀式で多用されるという扱いをされることになる。ここにおいて、飲茶という中医学の重要要素は「模倣」すらされなかったという指摘がまず可能になってくるわけだ。

時代が鎌倉時代に入り、禅宗を中心に数多くの僧侶が中国（宋）に留学をする。その中の一人、臨済宗の宗祖の栄西（一一四一～一二一五）が日本の茶文化に大きな転換をもたらす。彼は宋で触れた茶文化体験をもとに、一二一一年、『喫茶養生記』を執筆、鎌倉幕府三代将軍の源実朝に献上した（酒好きだった実朝は茶を二日酔い覚ましに愛飲していたという）これは中国の『茶経』に相当する書、すなわち日本史上はじめての茶に関しての専門書である。栄西はこの『喫茶養生記』の中で、「茶は万能の薬である」と強く主張する。

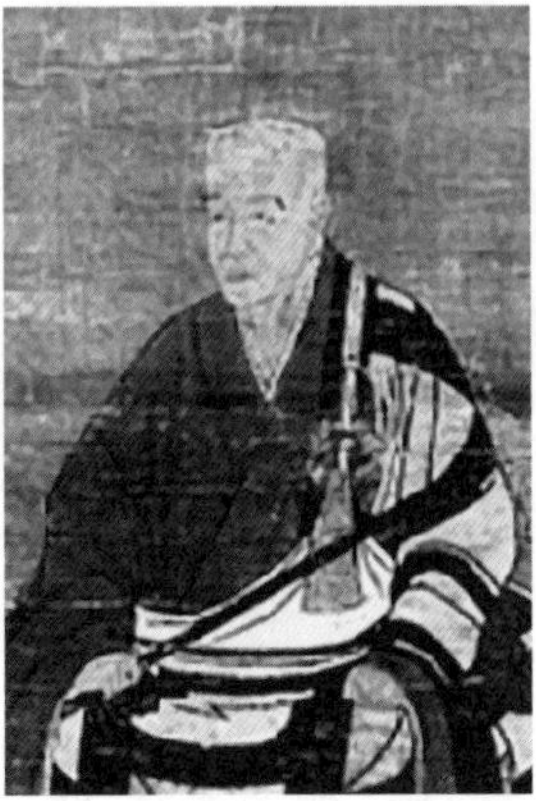
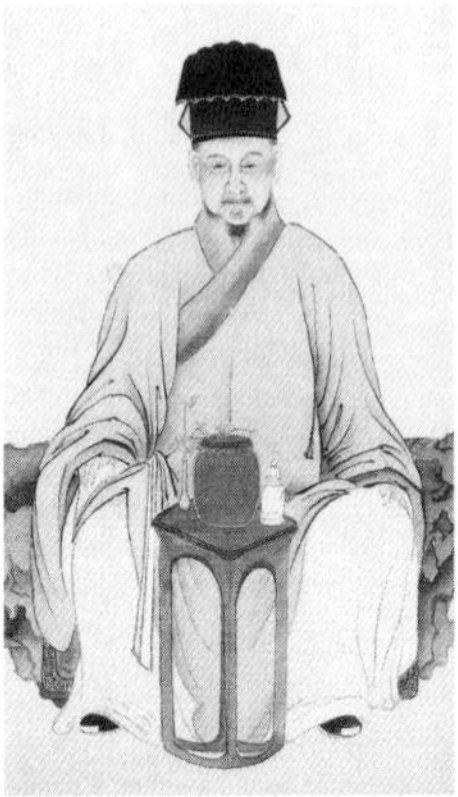
図3　中国の茶聖の陸羽と、日本の茶聖の栄西

日本における「茶＝薬」の否定

「茶は万病の薬である」という『喫茶養生記』の栄西の主張は、字面通りに読むなら中医学の模倣を宣言しているように思われるかもしれない。しかし「薬」とは個別の病に効いたり効かなかったりするからこそ医薬品なのであって、「万病の薬」という美辞麗句は実のところ、茶に関しての著しく非医学的な性質を言っているとみるべきである。栄西がなぜこのような表現を用いたかについて、文化史家の岩間眞知子女史は次のように言っている。

…中国天台宗・智一の『魔訶止観』「病患境を観る」に、「止すれば、万病は治る」とあり、「止」とは心を臍下丹田に止め集中し、気息調和することである。また栄西の少し前、平安後期の真言宗の僧、覚鑁《かくばん》の言葉に「勧行瞑想すれば、万病も万脳も生じない」とあり、「観」は正しい知恵で対象をみることという。止と観は、仏教全般に通じる根本的な実践行の瞑想で、止観は天台宗で非常に尊重されるが、一般的には禅と同義ともいう。止観すなわち禅によって万病が治るという思想が、密教では浸透していたと言えるだろう。再び『喫茶養生記』を見ると、「万病は心より起きる」とある。万病の原因は心にあり、心が健やかであれば、万病が癒えるということになる。智顗《ちき》もまた「心を息して和悦ならしむれば、衆病すなわち差ゆ」と、心が穏やかで愉快ならば、もろもろの病は治るといっている。

岩間眞知子『喫茶の歴史』

つまり栄西は一見すると中国の茶文化にどっぷりと漬かったようにみえて、実は自身の禅思想の中で茶に対しての独自の解釈をおこない、「茶＝薬」という中医学の思想を明確に排した上で、茶を医療の世界のものではなく、「養生」の世界に移し替えたのである。栄西のいう「養生としての茶」には依然として神仙思想の影響もみえる。しかし引用にあるように、栄西の言おうとしていたことは基本的には「健やかさ」「爽やかさ」「穏やかさ」を求める禅思想と茶との深い結びつきと考えるべきである。

栄西の茶の思想をさらに深化させたのが、すでに本著に幾度も登場している曲直瀬道三である。彼は李朱医学（宋以降の中医学）の模倣である後世派に属するとはされているが、宋時代以降ますます中医学で高まる茶＝薬という思想をきっぱりと否定してみせた。『医心方』に典型なように、それまでの日本の漢方医は、現実的には茶を薬として扱う実践はしていないにもかかわらず、医療著作においては茶を薬として把握していた。

ところが道三が数多く記した著作で紹介した漢方処方の中で、茶に関するものは皆無なのだ。実は道三は千利休の親友の一人であり、当代一流の茶人だった。名茶器である「富士茄子茶入れ」も所有していたともいう。そんな彼からすれば、茶＝薬という物質主義的把握は、茶道という審美的宗教をむしろ縛るものに思えたに違いない。茶＝薬の思想は、道三によって完全に断たれることになったわけである。

理論先行、空理空論とよくいわれる後世派の医学理論に依拠する彼であっても、「中国の拒絶」をなすべきところにおいてはきちんとなしていたのだ。こうして曲直瀬道三により日本の漢方医学の独自性の一つ、すなわち茶＝医薬品という把握の拒絶が完成されたと私はみる。茶は中医学では「医学」の世界に属する医薬品の一種、日本漢方では「非医学」に属する生活習慣あるいは芸術の一つなのである。

ルネサンスと漢方の合流

このように日本の医学史、漢方史のいろんな場面で重要な活躍活動をした曲直瀬道三であるが、漢方医学・茶道の世界を極めたのちの晩年、彼は意外な人生の道を選択することになる。若いころは朱子学を信奉していた道三だが、来日していたイエズス会宣教師オルガンティノを診察したのをきっかけにキリスト教の洗礼を受けたのである。

入信・洗礼は一五八四年（天正一二年）のことで、道三はこのとき七七歳であった。以後八七歳で亡くなるまで彼は熱心なクリスチャンでありつづけた。若いころから弱者・病者救済のヒューマニズム的の強い心情であった道三は、宣教師たちの献身的ボランティア活動をみて感動したのであろう。また医師資格をもつ宣教師たちのボランティア活動に、医療活動があり、ハンセン病患者への治療を熱心におこなっていたことなども道三を相当に痛く刺激したと思われる。

すでに一章で少し触れたように、一六世紀の安土桃山時代、キリスト教とともにポルトガル医学が伝来した。私たち日本人はだいたい、「西洋医学」というと、江戸時代のオランダ医学、明治以降のドイツ医学、現代のアメリカ医学を思い浮かべることが多く、ポルトガル医学の存在は見逃されがちである。しかし日本に「南蛮医学」「南蛮流外科」という一派として受容定着したこのポルトガル医学こそ、江戸時代の医学の西洋化の素地に加え、日本漢方が中国を圧倒する視野の広さを得る源流を形成したたいへん重要な存在なのだ。

日本にはじめてやってきたポルトガル人医師（はじめての西洋人医師でもある）は、医師資格をもったポルトガル商人のルイス・デ・アルメイダ（一五二五～一五八三、なお彼の出自はコンベルソ＝改宗ユダヤ人）である。来日してからイエズス会に入会したアルメイダは大友宗麟などのキリシタン大名の支援を受けて九州各地にキリシタン病院を開設、治療にあたった（もちろん彼は布教活動もおこなっている）たいへん興味深いのは、これらキリシタン病院では外科治療はポルトガルに従ったが、内科治療は漢方によっておこなわれたことである。アルメイダらは漢書を読んで漢方薬について日々勉強していたという。西洋医学と漢方医学の提携が早くも実現していたのだ。

さらに面白いのはこのポルトガル医学＝南蛮医学・南蛮流外科を、キリシタン禁令後に日本に定着させることに、キリスト教を棄教し日本帰化したポルトガル人・スペイン人が多数活躍していることである。彼らのおかげで、キリシタン禁令や鎖国＝交流制限策が打ち出されたのちもこの流派は存続することができた。たとえば天正年間に日本にやってきたポルトガル人医師ハフティはキリシタン禁令後にいったん捕縛され棄教、京都で慶友法師という名前の御殿医として活躍、また遠藤周作の『沈黙』で知られるクリストヴァン・フェレイラ（一五八〇～一六五〇、医師を兼ねた宣教師であった）も棄教後、沢野忠庵と名前を変えて帰化、医学教育や治療に力を尽くしている。

ポルトガル医学は、医学技術的にはアヘンやキニーネを使った部分麻酔や傷口の縫い合わせ、アルコール消毒などの方法を日本に定着させた。しかしその医学受容において大切なことは単に技術的なことだけではなく、当時すなわちルネサンス期後半の医学思想、人体に対しての客観的探究心を日本人、そして日本漢方医学にもたらしたことである。この点について、医学史家の富士川游は次のように述べている。

…血液、黄胆汁、粘液、黒胆汁の四液の調不調を以て疾病の発生を説くところの液体病理説にして、その説は遠くにヒポクラーテスに出て、ガレーヌスに至りて大成せるものなり。わが織田・豊臣両氏の時代は西洋の十六世紀の後期に相当するが、彼の邦十六世紀はいわゆる文運復活時代にして、医家のヒポクラーテスを研究するもの多く、その諸説はこの時再び大いに世におこなわれたり。その四原液説は葡萄牙の人の伝訳によりてかくの如く我が邦にも入れるなり。

『日本医学史概要I』富士川游

ここでいわれている「液体病理説（四体液説ともいう）」というのは、西洋医学の祖といわれるヒポクラテス（ヒポクラーテス、紀元前四六〇頃〜紀元前三七〇頃）と、ヒポクラテスの説を発展させたガレノス（ガレーヌス、一三〇〜二一〇）が古代ギリシャからローマの時代にかけて確立した医学説で、全ての病は人間の体液のバランス異常により生まれるとする説である。

今日ではもちろんこの液体病理説は否定されているが、ヨーロッパにおいては古代・中世・ルネサンスはおろか近代初期まで支配的な学説であった（一八五八年、ドイツのウィルヒョーが唱えた細胞病理説により後退する）ルネサンス期に再び隆盛を見せていた液体病理説の我が国への流入は、日本の思想潮流が世界で孤立していなかったこと、きわめて開放的であったことを示すものだといえるだろう。

吉良上野介への外科治療

しかしこのポルトガル医学がもたらした液体病理説の流入に関しては、次のような問題提起が可能である。

液体病理説を知った数多くの日本の漢方医が、液体病理説に影響を受けた形跡がほとんどみられないのはなぜなのだろうか。ここで曲直瀬道三の話に戻ると、彼は洗礼を受けてのち、キリシタン病院と提携し、弟子たちを引き連れて医療をおこなっている。当代の名医である道三は、ヨーロッパ人たちの医学だけでなく、その思想にも旺盛な関心をもっていたに違いない。

「日本人の模倣好き」という低次元の文化俗説があたっているならば、日本の漢方医学はただちに反応変化したはずである。私は、道三を筆頭とし、中医学からの独自化の段階で

（しかもそれは歴史上幾度もあった）理論的・実践的に鍛えられた日本の漢方医学は、単純すぎる液体病理説を魅力的と思わないほどに成熟の段階を迎えていたのではないかと考える。ここにおいて日本がポルトガル医学＝ルネサンス医学も「模倣」したことにならないということがいえるのではないかと思われるのだ。

しかしポルトガル医学＝ルネサンス医学が日本人にまったく影響を与えなかったかというとそうではない。すべてを拒否したのではなく、それまでの日本、中国、敷いては東洋医学全体に存在しなかった或る重要な要素がポルトガル医学＝ルネサンス医学に認められることに気づいていた。この要素を受容したからこそ、南蛮医学・南蛮流外科という独自の医学学派が成立し、日本漢方もこの学派から影響を受けて江戸時代の大きな発展が可能になったのである。

その重要な要素とは何か？ポルトガル人が日本に伝えたルネサンス医学は、旧態依然のギリシャ・ローマ医学の復活に加えて、「解剖学」という新分野の急激な展開がみられたのである。しかもその展開は、医学思想に限定されない、芸術の分野からの人間観察によるものだったのだ。

…ルネサンスが目指した学芸復興には、古典文献の再吟味が含まれており、長年の間に俗化したヒポクラテス、ガレノスを、純正ヒポクラテス、純正ガレノスに戻そうとする努力がされた。しかし、それだけでは医学は変わらない。せいぜい古典ギリシア人の水準に返るだけである。疫病を取っても分かるように、新しい医学が望まれていた。革新的なものは、旧時代には片隅に隠れ、時には眠りこけていた存在が胚芽になるものだ。

…新しい医学の萌芽になったのは解剖学であった。そしてその解剖に先鞭をつけたのは芸術家だった。ヴェサリウスが解剖の雌を揮う半世紀前に、レオナルドはフィレンツェの彫刻家・金工房で、ミケランジェロも画家・金工師で人体の皮を剥ぎ、肉体の奥底に探求の眼を注いだ。フィレンツェの工房や修道院が芸術家、かつ科学者であったかれらを育んだ。芸術と科学は分化せず、一体だったのである。

梶田昭『医学の歴史』

レオナルド・ダ・ヴィンチ（一四五二〜一五一九）が描いた人体解剖図は実に七五〇に達し、その中には心臓についての精密な図が五〇も存在する。またミケランジェロ（一四七五〜一五六四）の代表作『天地創造』には脳の断面図、またボッティチェッリ（一四四五〜一五一〇）の名作『春（プリマヴェーラ）』には肺の断面図と思しき図柄がまるで何かの暗号

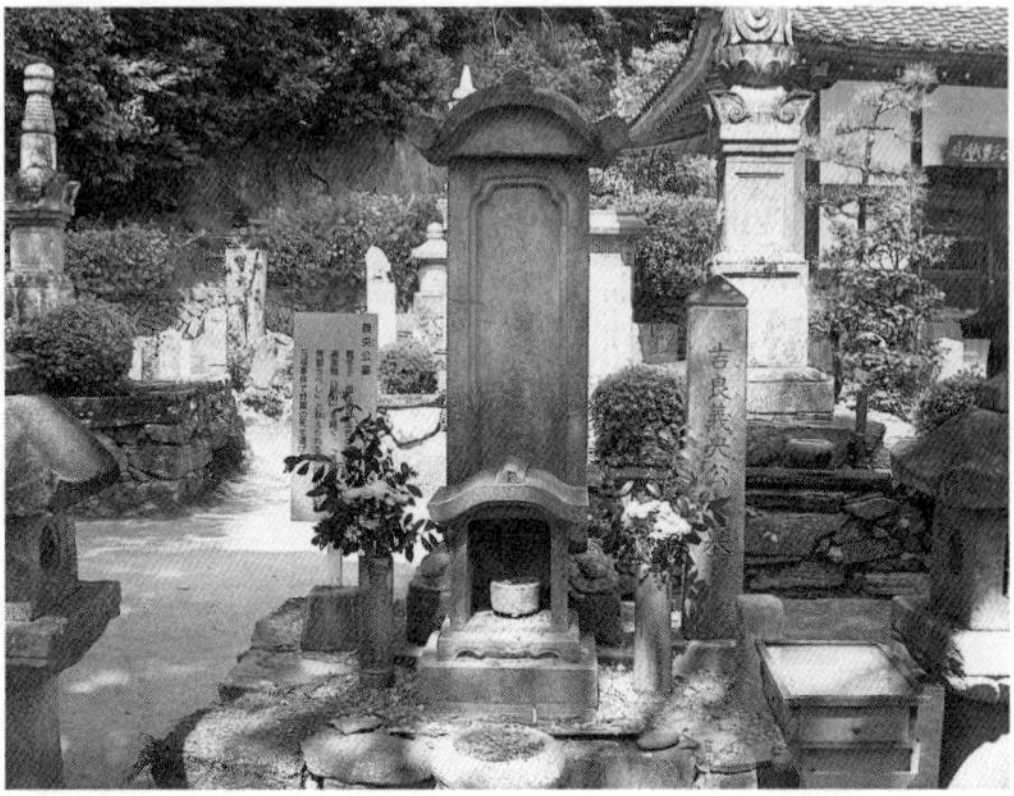

図4　栗崎道有に治療された吉良上野介の墓

のように描き込まれている。こうした芸術家たちによって解剖学の意欲がルネサンス期のヨーロッパの医学の世界に植え付けられ、それがポルトガル医学にこめられて我が国に伝来、南蛮医学・南蛮流外科が展開することになったのだ。

我が国において南蛮医学・南蛮流外科を大成した人物は肥後（熊本県）生まれの栗崎道《くりさきどう》喜《き》（一五八二〜一六五二）である。道喜は九歳でルソンに渡り三〇歳までその地でヨーロッパ人に外科医学を学んで帰国、書物は没収されたが医師としての活動は許され、刀による切り傷などの外科治療に活躍した。彼は日本ではじめてと思われる心臓の精密な絵を残している。息子の正家も外科医業を継ぎ福井藩藩医、孫の栗崎道《くりさきどう》有《う》（一六六四〜一七二六）は幕府の官医まで上りつめることになった。

この道有が幕府官位を務めていた一七〇一（元禄一四年）に江戸城内で起きたのが、浅野内匠頭（浅野長矩）が吉良上野介（吉良義央）への刃傷沙汰であり、このとき道有は上野介の応急治療にあたっている。翌年一二月に上野介が赤穂藩浪士たちに打ち取られたあとも、幕府の命令により上野介の首と胴体を縫い合わせるなど、幕府に相当に重宝されていた医師であることがわかる。

注目すべきなのはこうした「西洋医学」の重用に対し、栗崎たちのグループと漢方医学者たちとのいざこざがまったくみられないことである。つまりこの時期、アルメイダのキリシタン病院がそうであったように、日本の医学は、漢方派と南蛮医学派の棲み分けがおこなわれており、お互いに影響しあいながら医療活動にあたっていたということができる。手塚治虫の『陽だまりの樹』が描いたような漢方医学の西洋嫌いは、江戸時代全体としては、極めて薄いものだったのだ。

やがて道有たち南蛮医学の医師たちは、書物の上ではあるが、オランダ医学を学ぶことも許されるにいたる。歴史教育ではまるで江戸幕府が頑強に蘭学・オランダ医学のすべてを禁じていたかのようなイメージが植え付けられがちだが、史実はまったく異なっているのである。ポルトガル医学からルネサンス解剖学の魅力を会得した日本の医学世界はその命脈をしっかりと保有しつづけ、これら解剖学への根強い関心が古方派漢方の山崎東洋の人体解剖などに結び付き、やがて杉田玄白らによる本格的なオランダ医学＝西洋医学の受容につながっていく。

このように液体病理説と解剖学を比較し、前者を切り捨て、後者を受容に値すると考えた日本人の医学的感性の高さは中国には絶対にみられないものである。ヨーロッパの思想・文化でも、受容すべきものとそうでないものの嗅ぎ分けに日本人は秀でていたのだ。そのような優れた文化的パワーにより、喫茶の世界にみられる「模倣ではない」中医学の受容が繰り返しもおこなわれ、日本漢方を筆頭とする医学がこの国に育てられてきたのである。

中国一辺倒で成立していったのではないこの日本漢方医学の多様性、言い換えれば日本人の能力の多様性を改めて考えるに、その名称は「漢方」ではなく「和漢方」ないしは「和方」と呼ぶのがより正解ではないかと思うのだが、読者の皆様はどうお考えだろうか。

第四章　武漢ウイルスへの対処方法

新型コロナウイルス＝武漢ウイルス

この章では、現在（二〇二〇年五月）、世界中をパンデミックに陥れている新型コロナウイルス＝武漢ウイルスのこと、その疾患への対策が、日本の漢方医療（伝統医療）、そこから派生発展した日本の現代医学からいかにして可能なのか・何が期待できるのかについて記すことにする。

まず「新型コロナウイルス」という名称についてだが（私もメディアの影響でつい使ってしまうことがあるが）この呼び名はまったく適当ではない。

そもそも、「新型コロナウイルス」と呼ばれるウイルス疾患には、二〇〇二年から二〇〇三年にかけて流行したSARS（重症急性呼吸器症候群）と、二〇一二年から二〇一三年にかけて流行したMERS（中東呼吸器症候群）の二種類がすでに存在し、「新型コロナウイルス」という名称では、これら過去のウイルスと混同してしまうことになる。また「COVID—19」（Corona Virus Disease, 2019＝二〇一九年に発生した新型コロナウイルス感染症）というWHOが名付けた医学名があるが、これほど歴史的存在になった疾患をこのような医学名でいちいち呼ぶのはおかしい。既に完全特定されている感染発生地の名称から「武漢ウイルス」と呼ぶのがやはり相応しいであろう。ところが困ったことに、メディアの中には、「新型コロナウイルス」どころか、「コロナウイルス」などと略す言論まで登場している。単に「コロナウイルス」と呼ぶなら、たいへん奇妙なことをいうかもしれないが、私たちの多くが、すでに「コロナウイルス」には罹患した経験をもっているかもしれないのである。たとえば人間に感染するコロナウイルスのうち、弱い風邪などを引き起こす「すでに存在していた」コロナウイルスが世界には四種類認められている。私たちが毎年感染する「風邪」全体の一〇～二〇パーセントがこの既存のコロナウイルスによるものとされている。ちなみに「コロナ」の名前は、このウイルスの表面にはどれも、王冠（ラテン語でコロナ、英語でクラウン）を連想させる突起がみられることによる。

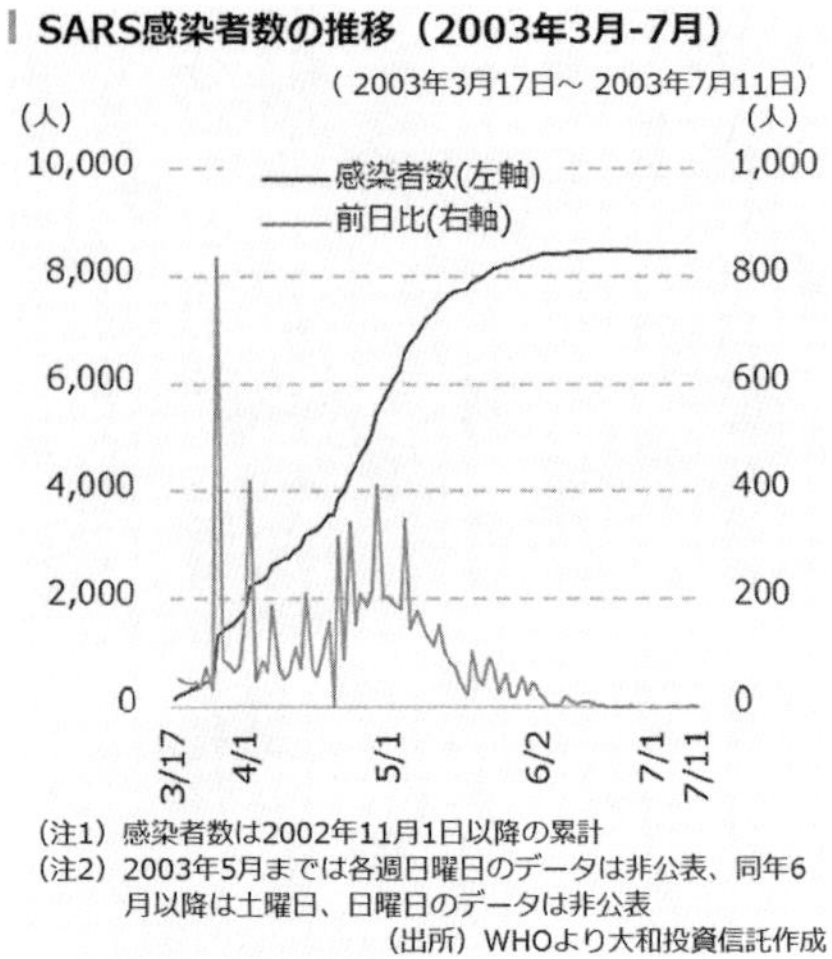

図1　SARSの感染者推移のグラフデータ
（(株)大和アセットマネジメントHPより）

この比較的おとなしかったコロナウイルスに奇妙な変異がおきはじめたのは、二一世紀になってからだ。これが中国の広東省で野生動物を食した人間から発症したSARSで、翌年夏の終息段階まで八〇九八人の感染者と七七四人の致死者

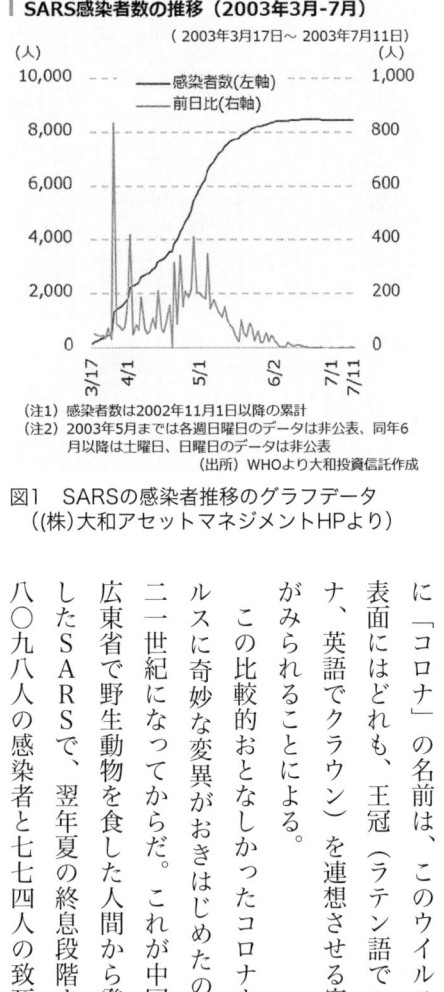

を出す事態になった。感染するとインフルエンザに似た発熱や全身の痛みが起き、相当の割合で重症化し肺炎に移行、約二〇パーセントの割合で呼吸不全を起こしその半分（罹患者全体の約一〇パーセント）が命を奪われる。この重症化率と死亡率の割合は感染症の中では強毒症に属するものである。幸い、ＳＡＲＳは感染力がそれほど強くなく、世界的流行は起きなかった。

ＳＡＲＳと武漢ウイルスの類似を指摘する意見も多数ある。確かに同じコロナウイルスの仲間として似ている面は少なくない。たとえば両者とも、コウモリの一種類をウイルスの宿主にしていたのが変異し、人間界に侵入したという共通する背景がある。高温多湿に弱かったＳＡＲＳの性格を武漢ウイルスも有しているという説が有力だが、武漢ウイルスは高温地帯や多湿地帯での感染拡大もみられるとして反対論も相当に根強い。だが一番大きな相違は、「まえがき」ですでに記したように、武漢ウイルスは大半が軽症で治癒してしまう弱毒性のウイルスであるということだろう。それどころか、無症状のまま終わってしまうという場合もかなりみられるのだ。

もっとも、イランやヨーロッパ、アメリカ北部など武漢ウイルス罹患者の重症化率が高い地域もある。しかし、それらの地域でも武漢ウイルスはＳＡＲＳより依然としてずっと重症化や致死率が低い。日本に限っていえば、罹患者の軽症率は九〇パーセントにも達する。ただし、重症化した場合の症状悪化の速度はＳＡＲＳと同等かそれ以上であること、さらにＳＡＲＳをはるかに超える感染率の高さが世界をパニックに陥れているのだ。軽症者や無症状者が感染させた先で重症や致死を引きおこす、という場合もかなりみられる。

このＳＡＲＳ流行の約十年のち、二〇一二年冬〜二〇一三年秋にかけて、中東地方で流行したのがＭＥＲＳである。二四九四人と感染者はＳＡＲＳより少なかったが、ウイルスはＳＡＲＳよりさらに強毒で、感染者の三分の一にあたる八五八人が致死した。コウモリが宿主であるＳＡＲＳと違い、ＭＥＲＳはヒトコブラクダが宿主である。いったんは終息宣言がなされたものの、六年後の二〇一九年にはイギリスなどで感染事例（致死者）が発生しており、再流行する可能性も充分にあると考えなければならないウイルスである。

ＭＥＲＳは中東地方が発生源であるが、ＳＡＲＳや武漢ウイルスは中国が発生源だ。さらに一九一八年のスペインインフルエンザも、最初に大々的に感染拡大が報告されたのがたまたまスペインだったためにつけられた名前であり（第一次世界大戦中のパンデミックだったため、参戦国は感染について情報統制を敷いていた。ところが中立国スペインにはこの情報統制がなく、いちはやく感染が世界に判明した）、感染発生の地は中国である。一九一七年末、インフルエンザ保菌者を含んでいた中国人労働者約一〇万人が、第一次世界大戦下の連合国労働力としてヨーロッパに駆り出された先で、感染の大爆発が起きた。ちなみに、一四世紀の世界史上最大のパンデミックの原因のペスト菌の流行も、中国雲南省に始まっている。

なぜ中国は次から次へと、世界的感染症の源をつくりだしていくのであろうか。ペスト菌の大流行のケースは、中国の都市現実や生活風習の不衛生に基づくものと考えられるが（日本はペスト・パンデミックのほとんどない稀有な国である）ＳＡＲＳや武漢ウイルスのようなウイルス性疾患の多発は、疑いようもなく中国人の「なんでも食べる」食文化に原因があるといってよい。

ＳＡＲＳも武漢ウイルスも、もともと安定した共存関係を寄生宿主であるコウモリとの間に築いており、コウモリはこれらのウイルスで重い病気になることはありえない。ところが、ウイルスに関しての基本的性格について述べた部分で既に明らかにしたように他動物に捕食を繰り返されると、おとなしく生きていたウイルスが突然変異を起こす可能性が急速に高まる。様々な動物類を容赦なく食文化に取り入れて口にする中国では、今までもこれからも、新型の凶悪なウイルスが発生（進化）する可能性は高いといわなければならないのである（なお武漢ウイルスに関しては中国当局による人工ウイルスだとする説も登場、相当に有力化している）。

漢方薬の対処は可能か

それではこの新型コロナウイルス＝武漢ウイルスに対して、日本漢方ではいかなる対処が可能なのだろうか。

医学雑誌「日本医事新報」のｗｅｂ版（二〇二〇年四月一八日公開）では、渡辺賢治医師（慶応大学医学部客員教授）を中心に日本・中国・台湾・韓国など複数の国にまたがる日本漢方・中医学の専門家たちが、今回の武漢ウイルス・パンデミックに対する有効な対策、処方薬を検討し、興味深い共同論文を記している。渡辺医師は内科医でありながら漢方理論と漢方史にも精通し、多数の著作をもっている。本書を記す上でもずいぶん参考になる意見を渡辺医師の著作や論文からいただいている。二一世紀の日本における漢方の権威、といってもよい人物だ。

共同論文は「日本の医療事情を考えると、重症化した患者の治療を漢方でおこなうのは適当ではない。漢方が貢献できるとしたら、以下の二つの状況下においてであると考える。①ハイリスク患者の感染予防、②軽症者の重症予防」（「新型コロナウイルス感染症に対する漢方の役割」渡辺賢治ほか）という漢方使用の前提をまず確認している。

また「我々が動物実験で示してきたように、感染はウイルスの増殖スピードと生体防御機能との競争である。重症化する前に本疾患の山場があると考えた方がよい。早め早めに適切な漢方治療が必要である。その上で改善徴候が見られなければ入院のタイミングを逃さないようにすることが肝要である。本稿執筆時に国から、感染が拡大している地域では、軽症者は自宅またはホテルで療養する、という指針が出された。ここで重症化を防いで回復させることが、医療崩壊を防ぐ最も効果的な方法であり、漢方薬の重要な役割と考える」とも述べている。

つまり、日本では現代医学（西洋・欧米医学）も優れて発展しているので、感染後一〇パーセント以内に生じる可能性のある重症化段階にもしなったら、それを頼るべきだという「棲み分け論」が述べられている。漢方はすべてを治すことはできない。感染しないような抵抗力を身につけること、またもし感染してしまった軽症者がいたら、重症化せずに完治できるような対症療法が漢方の役割であるということだ。穏当な見解といっていいだろう。漢方医学とその先に発展した現代医学の連携が日本の医学の総体であるという本書の見解とも一致する。

その上で本論文は、武漢ウイルスを予防する＝生体防御機能を高める日本漢方の処方として、特に老齢者には「補中益気湯《ホチュウエッキトウ》」、十全大補湯などの服用が好ましいとしている。十全大補湯は本書で、ガンの進行をおさえる可能性のある処方としてすでに一度触れたものであるが、ガンに対してと同様、武漢ウイルスへの防御力も有しているといってよいようだ。また、生体防御力と胃弱傾向がむすびついているような場合は、「四君子湯《シクンシトウ》」や「六君子湯《リックンシトウ》」の服用が好ましいと共同論文は述べている。

次に（これこそが肝心なことだと思うのだが）もし感染してしまった場合に、重症化を防ぎ、なるべく早くに回復する漢方処方についてである。論文は、本書の第一章でも取り上げた葛根湯に加え麻黄湯《マオウトウ》を特にあげている。どちらの処方も、いったん体内の生産熱を麻黄などの生薬成分であげて、体内に侵入増殖したウイルスを弱まらせることを目的とする漢方処方である。こうした対ウイルスに対する人体の熱生産の考えは「発熱」ということはウイルスを消し去る重要な抵抗力だ、という漢方思想に基づく。これは既に述べた漢方思想の一つだが、大変重要と思われるので今一度ここで繰り返しておく。発熱は必ずしも悪いことではないし、下手に解熱剤を乱用することは対ウイルスの力を弱

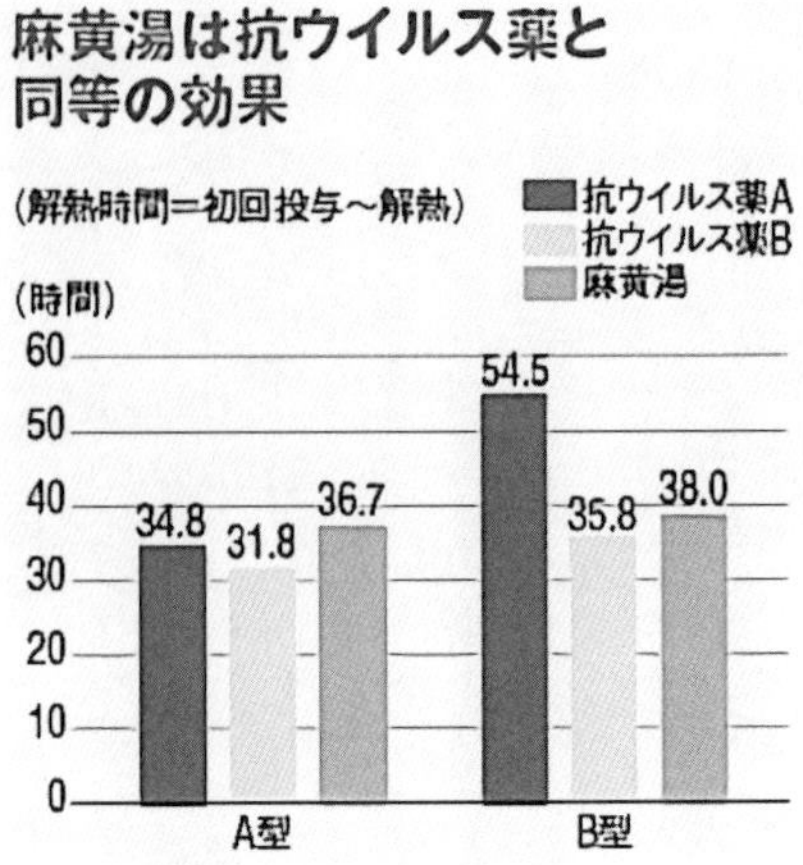

図2　麻黄湯のエビデンス結果について
（日経ヘルスの記事より）

めてしまうことになるのだ。

特に麻黄湯は、新型インフルエンザに対してであるが、漢方処方の中で数少ない医学的エビデンスを確立した処方の一つである。この論文が示す通り、今後の武漢ウイルスの治療現場での活躍が非常に期待される漢方処方といっていいだろう。また体力の弱い高齢者の方には、麻黄湯の特別版ともいうべき「麻黄附子細辛湯《マオウブシサイシントウ》」が好ましい処方として本論文であげられているが、この処方も古来よりよく使われる対ウイルス疾患の漢方処方の一つだ。

ところで、この論文にも述べられているのだが、中国本土の中医学・中医法では、「清肺《セイハイ》排毒湯《ハイドクトウ》」という日本漢方にない処方が、武漢ウイルスに対してあたらしく開発され、なんと症状の重篤化した罹患者に対してもたくさんつかわれ、治療効果をあげているという。中国メディアでは「特効薬」として、かなり大きく取りあげられている。日本漢方や従来の中医方に「清肺湯《セイハイトウ》」という肺炎に関しての処方が存在しているが、清肺排毒湯の生薬内容は、清肺湯とかなり異なっており、両者は明らかに別系統の医薬品とみてよいだろう。

この中医方の新処方は、果たして本当に効果があるのだろうか。この件に関して、やはり日本における漢方の代表的専門家である小川恵子医師（金沢大学医学部准教授）は三月一九日、日本感染症学会ホームページに三月一九日に寄稿した論文の中で、清肺排毒湯に関しての中国のエビデンスを紹介している。

全体主義国家であり、今回の武漢ウイルスのパンデミックの中で次から次へとあやしい動き、弾圧的行動をおこなっている中国のことなので、統計的数字に信用がおけないのはもちろんである。ゆえにエビデンスというより参考程度のレベルといってよいと思うが、小川医師は二つのデータを紹介している。

一つは罹患者の母数九八人（軽症者五四人、普通型三三人、重症者一一人）に投与されたケース、今一つは軽度から重症者にいたるまで（症状の軽重は不明）七〇一人に投与されたケースである。ここで「普通型」というのは、発熱や呼吸器症状があらわれ、肺炎の傾向が始まっている罹患者で、要するに軽症者と重症者の中間に位置する症状の持ち主のことである。

前者の九八例では、八六・六パーセントに解熱傾向、三〇パーセントに咳の消失がみられた。後者の七〇一例においては一三〇例の退院、五一例が退院に至らないが症状消失、二六八例が改善、二一二例が悪化も改善もしなかったという。もともと軽症回復率・無症状率の高い武漢ウイルスにおいて、この数字（がもし正しかったとして）をどうみるべきだろうか。

期待したいところだが（中医方のレベルで重症化への対処薬ができるなら、日本漢方でも創薬が可能になってくるだろう）、分析には中国以外の専門家が、中国以外の地においておこなわれるデータがやはり必要だと思う。データの採取方法も明らかに雑である。中国当局が大々的に宣伝しているような、重症者も回復させてしまう特効薬、という判断は少なくとも時期尚早なのではないか、とこれらのデータから感じざるをえない。

なお、小川医師も本稿で、予防効果のある日本漢方の処方として補中益気湯と十全大補湯をあげている。彼女はこの両者は予防だけでなく、武漢ウイルスの無症状感染者が陰性化にも効果があることを指摘している。両者がウイルス感染症に対し優れた漢方処方だということは漢方専門家の一致する見解といってよいようだ。

漢方と新薬「アビガン」の関係

「まえがき」で、パンデミックは黄泉の国との「戦争」に等しいと言った。今や武漢ウイルスの戦争は世界戦争に拡大している気配である。またもし第一波が終息したとしても、半年後や、一年後に、第二波の流行が再来することも充分に考えられる。大東亜戦争下の日本も例外ではなかったが、戦時下で戦う国民はどの時代であっても、戦局を根本的に改善してくれる超兵器の出現を期待してやまない。たとえば大東亜戦争において、日本が「音速レベルのジェット戦闘機」を多数に保有していたら、戦局は日本の有利、そして勝利へと結びついていったに違いない。パンデミックの「戦争」では、このような超兵器は大流行している病への「特効薬」を意味するものだ。病の不安に苦しむ人々は、まさに喉から手がでるような気持ちで、特効薬の登場を待ち望む。

実はこの武漢ウイルスの流行が始まった当初から、日本国産の医薬品で、このような「超兵器」が存在しているのではないか、ことが一部で話題にのぼっていた。安倍総理たち政府首脳もたびたび言及している。しかもその医薬品は近未来に開発予定のものでなく、かなり以前に完成していたもので、相当量の備蓄が日本にあるというのだ。この薬とはインフルエンザウイルス研究の世界的権威の白木公康博士（富山大学名誉教授）が開発した「ファビピラビル」（製薬品「アビガン」）のことである。

ウイルスにはDNAウイルスとRNAウイルスという区分がある。DNAウイルスは、RNAに自分の情報をいったん転写して増殖していく。そのほとんどは、遺伝子構造が二本鎖構造に単純化されている。DNAウイルスには増殖のプロセスで、自己複製のミスリードを修正する機能がある。端的にいうと、DNAウイルスは自己保存本能がきわめて強く、次世代のウイルスにゲノム情報を安定して伝え、突然変異を起こしにくい面がある。たとえば天然痘ウイルスはこのDNAウイルスのタイプに該当し、変異をほとんど起こさないので、ワクチン（種痘）ができると、比較的早くに天然痘はこの世界から退場していった。「ウイルスらしくないウイルス」といえるのかもしれないのがこのDNAウイルスである。

これに対して、RNAウイルスは、RNAしかウイルス内部にないので、RNAそのものが遺伝の役割や蛋白質合成をおこなうことになる。ＲＮＡウイルスはＤＮＡウイルスと違い、自己保存の力はきわめて弱く不安定な存在であるが、増殖と変異のスピードはＤＮＡウイルスとは比べ物にならないくらい早い。人類を悩ます存在の大半がこのＲＮＡウイルスで、このタイプはさらに二本鎖ＲＮＡウイルス、一本鎖プラス鎖ＲＮＡウイルス、一本鎖マイナスＲＮＡウイルスなどにわかれる。ロタウイルス（乳幼児の下痢をもたらす）は二本鎖ＲＮＡウイルス、ポリオウイルス、ライノウイルス、コロナウイルス（武漢ウイルスももちろん同様）は一本鎖プラスＲＮＡウイルス、インフルエンザ、麻疹、狂犬病などは一本鎖マイナスＲＮＡウイルスに属している。ある意味、生物といえないくらいシンプルなシステムの構造のＲＮＡウイルスは、本格的生物が登場するはるか以前の四〇億年前からこの地球上に存在していたという。ＲＮＡウイルスへの医学的対処は、予防薬のワクチンをつくることは不可能ではないが、その変異のめまぐるしさゆえに感染後の根本治療薬をつくることは不可能というのが創薬世界の常識だった。ところが、ファビピラビル＝アビガンはその不可能を可能にしてしまったのである。

白木博士が教授として所属研究していた大学のある富山の地は、古来より日本を代表する薬（漢方薬）の名産地であり、その研究開発も盛んな伝統がある。既述したように白木博士は、葛根湯のインフルエンザへの作用秩序を研究、解明することに成功したが、これなどは富山のこのような伝統に相応しい功績であるといえよう。

白木博士は当時不可能と考えられていたインフルエンザなどのウイルス疾患の根本治療薬に挑み、一九九八年、三万種類もの成分の中から、「T—705」という新成分を富山化学の支援のもと発見する、このT—705こそが、ファビピラビル＝アビガンとなるものだった。ちなみにこのT—705の実験に、葛根湯の研究の際のデータや動物が大いに役だっている。ところが白木博士や富山化学にとってやや不運なことに、この時期、リレンザやタミフルなどの新興のインフルエンザ薬が市場に大量に出回っており、後発的な存在とみなされたT—705の製薬化・商品化は二〇〇二年にいったん中断の憂き目をみる。

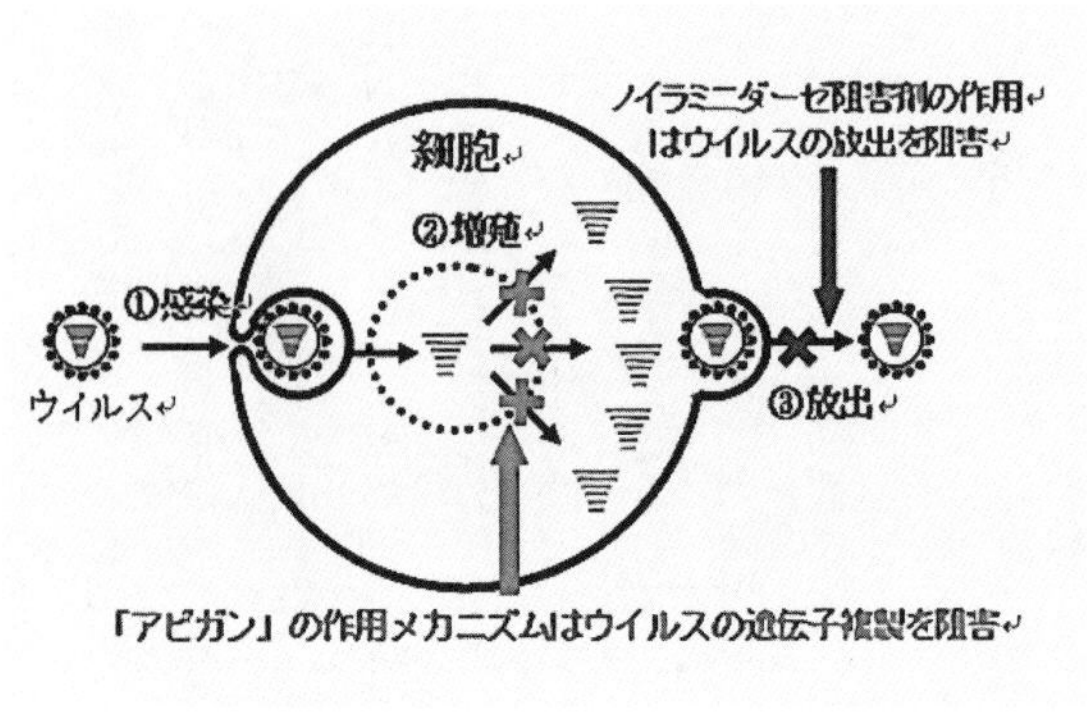

図3　アビガンの作用秩序（富士フィルム富山化学HPより）

ここで白木たちに救いの手を差し伸べたのが、中東地方の戦争派兵で、細菌兵器に悩まされていたアメリカ政府であった。細菌兵器の多くは、RNAウイルス感染症を引き起こすウイルスであり、これらの感染症に対して、ワクチンの開発が追い付かず、アメリカ政府はかなりの苦境に陥っていたのである。こうしてアメリカは二〇一二年、一億ドル以上の助成金を拠出し、ファビピラビルの治験を応援することになった。その結果、明らかになったこの新しい医薬成分の効果は恐ろしいほどのものだった。

ファビピラビルはRNAウイルスに感染した細胞内部に入り込み、ウイルス増殖に必要なRNAポリメラーゼの働きを寸断してしまう。つまり、RNAウイルスを「去勢」する力があったのだ。去勢されてしまったウイルスは、増殖はおろか、得意技の変異進化もすることができなくなり短期間で消滅していく。しかもファビピラビルには薬剤耐性もほとんどないことも判明した。こうして二〇一四年、ファビピラビル＝抗インフルエンザ薬「アビガン」が、ようやく日本国内認可を得ることができたのである。ただし理論上、奇形の副作用の報告があるため、季節性インフルエンザなどにおいては原則として投与されないという条件付きの認可だった。

アビガンはインフルエンザ以外のRNAウイルスの疾患に対してももちろん有効である。たとえばエボラ出血熱ウイルス、重症熱性血小板減少症候群（SFTS）ウイルスなどはいずれもRNAウイルスだ。これらの病に対し、投与治験が（主に外国で）おこなわれ、治療効果が認められ、アビガンの名と力は急速に国際的なものになっていく。政府もアビガンの広範囲の治癒力を認め、二〇一七年には、新型インフルエンザなどのRNAウイルスの流行に備え、二〇〇万人ぶんの投薬の備蓄を内閣閣議にて決定、二〇二〇年段階ですでにこれを達成している。

武漢ウイルスのパンデミックで、最初にアビガンを使用し始めたのは、アビガンのライセンス（ジェネリック医薬品）を有している中国で、二〇二〇年二月以降、多数おこなわれた治験で、七〜九割の症状改善率を示しているという。続いて日本でも、武漢ウイルスに対しての治験を三月終わりから次々に、ほとんどにおいて（しかも軽症から重症の各レベルに対しひとしく）きわめて良好な治療効果を示しており、現段階（五月）で武漢ウイルスの正式の特効薬として認可される可能性が高くなってきている。

ただし今のところ、武漢ウイルスへの処方では、インフルエンザのそれの三倍の投薬が必要とされているため、二〇〇万人ぶん（八〇〇〇万錠）とされていた備蓄量は約七〇万人ぶんと下方修正をされている。政府はいったん停止状態に近くなっていたアビガンの生産開始を決定、夏までに（武漢ウイルスへの効果レベルで）月産三〇万人ぶんのペースでの国内増産への移行をすでに決定している。年間に換算すれば三六〇万人ぶんの生産ということになる。まさに大増産体制である。

武漢ウイルス流行を終息ないしは極小化させるのは、結論的にはワクチンの開発という意見をよく耳にする。しかしワクチンの開発は最低でも一年以上といわれる時間が必要であり、後述するように、開発に成功したとしても意外にいろいろな問題を含む。これに対し、アビガンは他の疾患に対してであるが、以前から使われてきたものであり、理論上の副作用にさえ注意すれば、武漢ウイルス対策最大の目玉になるかもしれない。もしかしたらこの純国産の薬が世界のパンデミックを救う歴史的な「超兵器」になる日もありうる。その折にはこの「超兵器」が、日本の漢方薬探求の土壌で生み出されたことをぜひ明記するべきだと私は思う。

このアビガンの例をみてわかるように、日本は正真正銘、世界の医学・製薬の最先端国の一つなのである。その地位は近代以前の室町時代周辺から明らかになったことは本書ですでに論証した通りだ。二一世紀だけでも、上記のアビガン以外に、本庶佑博士（京都大学名誉教授、二〇一八年ノーベル医学生理学賞受賞）による「ニボルマブ（医薬品名オプジーボ）」、大村智博士（北里大学名誉教授、二〇一五年ノーベル医学生理学賞受賞）の「イベルメクチン」、満屋裕明博士（熊本大学名誉教授）による「プリジスタ（医薬品名ダルナビル）」など、歴史的発明といえる医薬品が次々に日本人により出現している。

「ニボルマブ」はこれまで研究発展の難しかったガンの免疫治療を可能にした薬で、これにより二一世紀のガンの治療は飛躍的進歩を確実に遂げるといわれている。「イベルメクチン」は経口の寄生虫駆除薬で、この登場により実に世界の三億人が失明を逃れることができたという。「プリジスタ」は難病中の難病であるウイルス疾患のエイズへの対処薬で、この薬の登場により、五～六年がせいぜいといわれたエイズ罹患者の平均余命は実に三〇年以上になることが確実になったとされる。「黄泉の国」との戦いにおいて今や日本は次々と最新兵器を開発できる心強い国になっているのである。

複雑な「免疫力」の世界

武漢ウイルスのパンデミックの中、買い占め騒動が日本の各地でときどき起きている。マスクやトイレットペーパーが消えたりする時期もあったが、一番驚いたのは、都内の一部で短期間、納豆が売り切れてしまったというニュースを聞いたときである。なんでも、メディアのどこかで、「納豆が免疫力を強くし、ウイルスを退治してくれる」という話題が出現したことが原因だったという。

「免疫力」という言葉は、今回の武漢ウイルスのパンデミックの中、独り歩きして大衆の中を歩きまわっているようだ。もちろん、病気への対処で「免疫力」というものが重要な存在であることは間違いない。ワクチンの問題にしてみてもこれは免疫の世界の話ではないか、という意見もあるだろう。しかしこうした医学的手段により操作可能な免疫は「獲得免疫」であって（ただし感染後に生じる免疫力も獲得免疫である）、食品や健康法などでかかわりがある（と思われている）個々の人間の有している免疫はそれとは区別された「自然免疫」である。この「免疫＝自然免疫」の世界に、様々に不確実、いかがわしい考え方が侵入してくるのである。

たとえば、インフルエンザ、武漢ウイルス、その他の風邪的なウイルス疾患の話題や議論になると、「免疫力がある人間は罹患しない（風邪をひかない）」というような意見を主張する人物がかならずいる。しかも少数派ではない。まるで「免疫＝自然免疫」という万能の力を人間がライフスタイルにより意図的に育てられるかのような意見であるが、こうした意見の大概は間違いを含んでいる。

たとえば幾度目かの登場になる一九一八年のスペインインフルエンザであるが、このとき若年層が年配の層よりずっと重症率と致死率が高かったのはなぜか。この問題に関しての医学的解答は若年層の免疫力が過剰作動して体内を滅茶苦茶にし、重篤化してしまったからだ、ということになる。「免疫力が時として体を滅ぼす」というと「そんなバカな！」という方もいるかもしれない。納豆を食べると、免疫力が「五〇パーセント↓七〇パーセント」というふうに「数値的」に向上し、そのことでウイルスが寄り付かなくなる、と思いこんでいるような人は特にそうであろう。

科学評論家のジェニファー・アッカーマンは、風邪ウイルスの一種であるライノウイルスの罹患とその症状について、次のように解説している。

…こうしたいわゆる炎症プロセスによって、ウイルスが撃退あるいは破壊される一方で、私たちは苦痛を強いられるのだ。すなわち、鼻のもっとも奥深い秘密、新たな「風邪の理論」の出発点はこうなる。風邪の諸症状はウイルスの破壊的影響ではなく、こうした侵入者に対する身体反応の結果なのである。換言すれば、風邪は私たち自身がつくりだしていることになる。

ジェニファー・アッカーマン「風邪の科学」鍛原多恵子・訳

このような免疫の過剰・アンバランスによっておきる疾患を「自己免疫疾患」といい、膠原病、多発性硬化症、潰瘍性大腸炎、パセドウ病、クローン病、乾癬などそうそうたる面々の病がこの自己免疫疾患に該当する。実はインフルエンザや風邪も場合によってそうなのであり、武漢ウイルスも場合によってはこの自己免疫疾患を引き起こす。わかりやすくいえば免疫力が暴走してしまうのだ。

このように、免疫＝自然免疫というものは、ただ単に高ければよいというものではないのだ。確かに納豆はたいへん優れた健康効果を有した食品であり（特に脳血栓予防への効果は

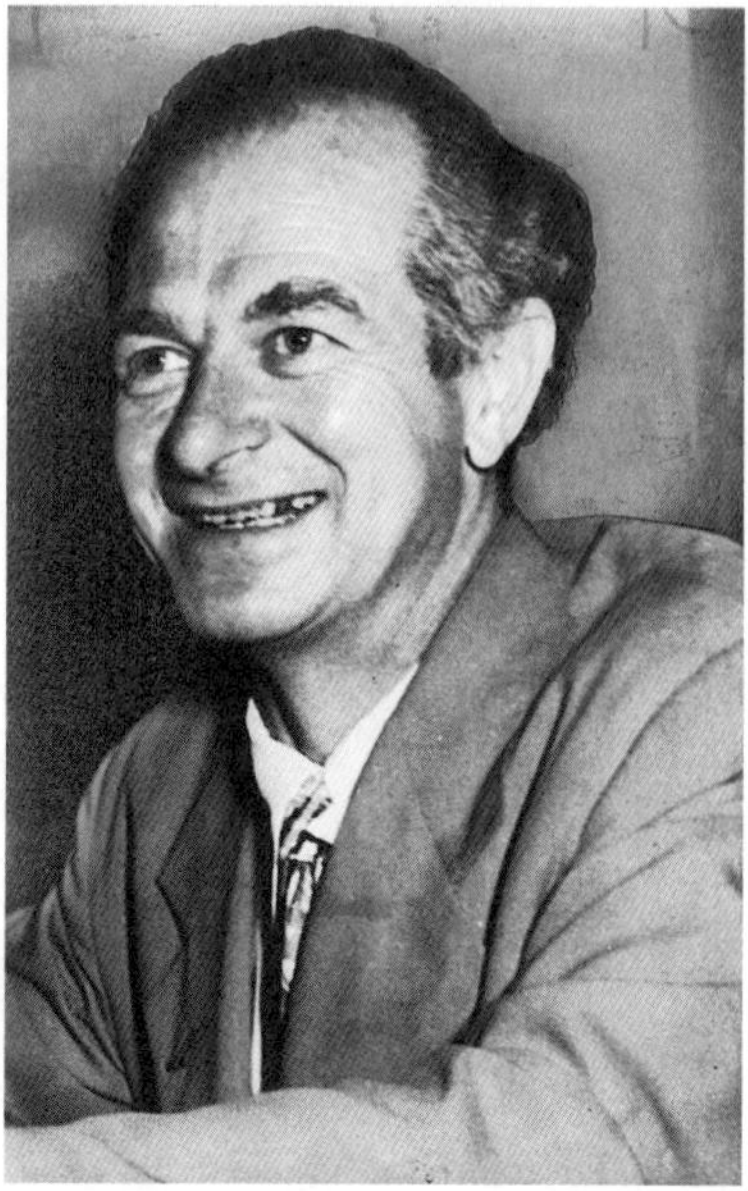

図4　ビタミンC健康方法を提示したライナス・ボーリング

医学的にも認められている）自然免疫力の全体を高めるかもしれない。しかしそのことによりウイルスに疾患しにくくなるかどうかは、「免疫のバランス」という曖昧な表現を使わざるをえないような「複雑なシステム」に左右されている体の中においては、ほとんど別問題というべきことなのだ。

もちろん、健康的ライフスタイルをおこなうことが感染症予防にまったく関係ないということではない。しかしアッカーマンがこの書の別所でいうように、ウイルスの「宿主さがし」は相当に気まぐれなもので、「いかなる健康手段がウイルス予防によいか」ということは、精緻な統計に根拠をもつものでなければならない。

たとえば、いまだに多数の信奉者が存在している、ビタミンCとウイルス性疾患の関係についてあげてみよう。ビタミンCは体内コラーゲンの生産に不可欠であり、不足すると壊血病（歯茎その他から出血し致死する）を引き起こしてしまう大事な栄養素の一つである。以上のことは科学的事実なのだが、「ビタミンCが免疫力を高めてインフルエンザや風邪に効く」という俗説がこのビタミンCに関して根強く存在している。

この俗説を世界に広めた張本人的人物は、ノーベル賞を二度にわたり受賞したアメリカの化学者ライナス・ボーリング（一九〇一～九四）である。彼は六〇歳を過ぎてから、「風邪やインフルエンザを防ぐ」「一二〇歳まで生きる」ために多量のビタミンCを毎日摂取すべきという説を突然、提唱しはじめる。ボーリングは毎日、一〇グラム以上のビタミンCを亡くなるまで経口摂取したという。栄養学上、一日のビタミンCの摂取量は一〇〇ミリグラム（〇・一グラム）が理想といわれているので、ボーリングは実に理想摂取量の一〇〇倍にあたるビタミンCを毎日口にしていたことになる。ただし、ビタミンCは水溶性のビタミンのため、過剰摂取しても余剰分は尿や汗の形で体外に排出されるだけで大きな害毒を体にもたらすことはない。

ボーリングの専門は量子化学で、栄養学や生物学ではない。だが「ノーベル賞受賞者」の提唱ということで、世界中の多くの健康マニアの人々がこれに従った。しかし、インフルエンザ・風邪系ウイルス疾患とビタミンCに関して、医学的実験を何十回おこなってもボーリングの免疫力説はまったく証明されないで今日に至っている。しかもなんと、ボーリング自身がおこなった実験でも自説は否定されてしまった。だが妄信というのは恐ろしいもので、二一世紀になってもボーリングの説を信奉する人間はこの日本にも大勢いるのだ。武漢ウイルスのパンデミックに対しても、おそらくこれといった予防や治癒の効果はビタミンCの大量摂取にはないと考えてよいであろうしそのことの実験成果はどこにもみられない（ただしボーリング自身は九三歳の長寿を全うしている）。

これに対し、罹患防止すなわち「自然免疫のバランス」とかなり関係がありそうな生活要素の一つが「睡眠」である。二〇〇九年の風邪に関しておこなわれた大規模なアメリカでの統計で、毎晩七時間以下の睡眠しかとっていない人間の風邪の罹患率は、八時間以上眠る人に比べ、三倍以上にもなることが判明した。さらに興味深いのは、全体の睡眠時間の中、二～八パーセントの時間「寝付かれなかった人」の罹患率が、「すぐに眠りに入った人」の五倍に達していることである。睡眠時間はストレスや疲労の増減とも大きくかかわっているとよくいわれるが、それは俗説ではなく、やはり大切なものなのだ。インフルエンザや武漢ウイルスの罹患に関してもこのデータは重要なかかわりをもってくるのではないかと考えてよいだろう。

ワクチンはいつ？

武漢ウイルスの流行に対して諸国が採用している対策をみると、大概の国が、都市ロックダウンなどの方法により国民の生活行動を制限し感染を減らし、いずれ完成するワクチンの完成を待つ、という方法を採っている。多くのウイルス疾患のパンデミックの歴史を追う限り、これはまず無難な方法である。

インフルエンザ、武漢ウイルス、風邪のようなタイプのウイルス疾患は、大感染を山なりのグラフのような形であらわすように必ず流行する。一年も二年もダラダラ流行ることは絶対にありえない。流行するときは猛烈な勢いで変異を重ね流行し多くの人間や動物を重症化させるが、本書でいうような弱毒化のブレーキがかならずウイルスにはたらくからだ。感染者を減少させ感染を閉じ込めると、このブレーキは早くにはたらき、ピーク↓罹患者の下降線の到来は早くなる。「俺たちやりすぎたか、寄生する人類が少なくなってしまったか」とウイルスが錯誤するのである。

これは「人工ウイルス」でも同じことである。人工ウイルスというと何かとてつもない恐ろしいもののように思う人もいるかもしれないが、クローン牛や試験管妊娠で生まれた「牛」や「人間」が種をこえられないのと同様、人工ウイルスは種をこえることはありえない。つまり必ず弱毒化する。

しかしウイルスも「したたか」であるからまったく油断できない。嘘のようにおとなしくなったかと思った次の年にふたたび大流行し暴れまわることもある。スペインインフルエンザの場合はこの第二波の方の被害が大きかった。「第一波で多くの人が感染したのだから、第二波では免疫（獲得免疫）ができたのではないのか」という意見があるやもしれないが、インフルエンザの免疫は生涯にわたり続くものではない。このことは武漢ウイルスも同様で、回復者が再感染する、という症例が少しずつであるが現れはじめている。そこでアビガンのような今後、認可される可能性のある新薬とあわせて、どうしても半年とか一年のこまめな時間単位で獲得免疫を故意につくりだせる状況（ワクチン摂取）が世界全体に必要になってくるのだ。

では武漢ウイルスのワクチンはいつ、どのようにしてできるのであろうか。

読者の中には、「ワクチン開発には一〜二年かかってしまう」という暗めのニュース、そのニュースと矛盾するような「年内にも大量のワクチンが使用可能になる」という明るめのニュースの両方を知っている方も多いであろう。後者は、イギリス、中国、日本では大阪大学医学部などからのニュースである。この両方のニュースは、「どちらが正しいか」という二者択一の関係にない。どちらとも正しいのである。

前者に関していうと、これは従来的な方法のワクチンのつくり方だ。弱毒化したウイルスや、ウイルスの蛋白質を培養細胞などによって合成してつくる方法である。従来のワクチンにはウイルス自体を弱毒化させた形の「生ワクチン」（ポリオ、種痘、麻疹、風疹などのワクチン）と死滅したウイルス等をつかう形の「不活性化ワクチン」（インフルエンザ、狂犬病、日本脳炎などのワクチン）にわけられる。一般に生ワクチンは効果が強く、少ない回数で長期にわたる獲得免疫ができるが、不活性化ワクチンは免疫が短期間で喪失してしまうため、こまめな摂取（経口あるいは注射）が必要になる。しかし不活性化ワクチンにない副作用が、生ワクチンには複数存在する。生ワクチンにせよ、不活性化ワクチンにせよ、従来のこの方法によるワクチン製造には時間がかなり必要とされる。

一方、後者はDNAワクチン、アデノウイルスベクターワクチンなどといわれる方法である。これらは微妙な違いはあるが、基本的に、ウイルスの遺伝子配列の一部を人間に投与し、そのことで人間の体内にウイルスの蛋白質ができる＝この蛋白質が免疫をつくる、という新規な方法という性格は共通している。端的にいえば、武漢ウイルスの遺伝子配列をコンピューターであやつるだけでできてしまう「即席」のワクチンで、一年とか二年といった時間的手間はかからないで完成してしまう。年内の大量使用の可能性ということも、決してフェイクニュースではないのである。しかしきわめて新しい方法のため、不確実性と不透明性もかなり高いことに注意しなければならない。

インフルエンザの予防接種などを例に、「ワクチンは効果がない」という学説も医学界には有力に存在する。しかしこれはインフルエンザの変異のスピードが非常に速く（武漢ウイルスの変異の速度はインフルエンザの一割程度とされている）「インフルエンザ」とひとくくりにいえないほど多種類があるワクチンでも特別な分野だからである。しかも、それにもかかわらず、二〇〇九年の新型インフルエンザでは、相当にウイルスのタイプの違うインフルエンザワクチンの接種で六七パーセントの予防効果が確認された。「ワクチンは効果がない」は俗説にすぎないことがわかる。麻疹などは二一世紀に入り再び世界的な流行を見せたが、ワクチン対応のおかげで、実に七九パーセントの死亡率減少がみられ、世界で一七〇〇万人の生命が救われている。

武漢ウイルスに関しても予防ワクチンの登場によりパンデミックは最終的な終息を迎えるであろう。ただ、早いワクチン開発を熱望するのはもちろんだが、ここには製薬に関しての国別・地域別の文化的相違というものも存在していることに注意しなければならない。実は欧米特にヨーロッパの製薬業界は、インフルエンザや風邪の類に対しての創薬に伝統的にあまり熱心でないのだ。

彼らが創薬的に希求するのは、とりわけガンに関してのもので、インフルエンザ、風邪などの類に関しては自然治癒を良しとする精神的伝統がある。武漢ウイルスに対しても同様である。このためにヨーロッパのパンデミックに対しての初動は遅れたのだし、国によってはスウェーデンやパンデミック初期のイギリスのように、「集団免疫」つまり国民の大半が感染して免疫をつけるまで無為無策でいくなどというとんでもない国家も存在することになる。致死率が明らかになっていない武漢ウイルスのような感染症に関して「集団免疫」を主張することは、国民全員を人体実験にさらすことと何も変わりないといっていいだろう。

第五章　日本漢方＝伝統医学の根底にあるもの

プラシーボ医学の世界

日中の医学・薬学の相違の話に戻ることにする。日本漢方と中医学・中医方の両者が、完全に別物であることはすでに論証してきた通りである。この章ではもう少し踏み込んで、両者の相違はどうして生まれたのか、という「なぜ」の部分について、少し考えてみることにしよう。

一九五七年、カリフォルニア・ロングビーチの病院でこんなことがおきた。病院に運ばれてきたライト某は、リンパ腫ガンの最末期の様相を呈していた。診察にあたったフィリップ・ウェスト医師は、彼の余命を数日と判断する。

この病院では当時、馬の血清でつくられた「クレビオゼン」という抗ガン剤新薬の臨床試験がおこなわれていた。ライト某はこのことを知っていて、この新薬を自分に投与してほしい、と懇願する。この薬の投与の条件は、投与する患者の余命が三ヵ月以上なければならないはずだったが、ウェスト医師は患者の依頼があまりにも強いので、クレビオゼンの投与にとうとう同意した。

信じられないことに投与から数日して、ガンは半分に消え、一〇日後には彼は退院できるほどに回復、帰宅して自家用飛行機の運転も自在にできるようになった。ところが数週間後、ライト某は「クレビオゼンは効果がないらしい」という小さな新聞記事をたまたま読んでしまった。彼はすっかり落ち込んだ。ガンは再び増殖しはじめ、彼は再び入院してしまう。ウェスト医師は患者に「この記事は嘘です」と繰り返し強くいった上、「この薬はクレビオゼンの二倍も効果があるスーパークレビオゼンです」と偽り、単なる水を彼に注射した。結果、彼のガンはまたしてもすっかり消えてしまい、彼は退院してまた元気に飛行機の操縦ができるほどに回復した。

話の結末はその二月あと、アメリカ医学会が「クレビオゼンは完全に効果がない」という大々的ニュースが報じられたことでやってくる。それを知ってしまったライト某はどうなったか。彼はたちまち倒れてしまい、ニュースからわずか一週間のちに亡くなってしまったのである。

このように客観的には治療力を有していないにもかかわらず、患者の側の心理的思い込みによって症状が治癒してしまうことをプラセボまたはプラシーボ（偽薬）効果という。プラシーボ効果はそれ自体で医療の一分野を形成している。興味深いことに「プラシーボ」の語源はラテン語の「プラケーボー」（喜ばせる）であり、「嘘」「偽」の意味はもともとない。たとえば医学・薬学の世界では新薬の治験にこの効果を応用し、「本当の新薬」とプラシーボを比較することをおこなっている。

プラシーボは投薬以外の世界にもおよんでいる。たとえば一九九九年、パーキンソン病に関しての報告事例がある。これは頭蓋骨に穴をあけ脳内に胎児のドーパミン産細胞を移植し症状の改善を目指すという手術に関してのものだった。実際に手術をおこなったグループと、プラシーボ側のグループが二〇例ずつ、プラシーボ側は、頭蓋骨にドリルでいったん穴をあけただけで何の移植もおこなわなかった。結果、症状の改善の度合いはまったく差がみられなかったのだ。

プラシーボ効果の世界が単に「嘘」と「思い込み」といえないことは、精神医薬の世界でより顕著となる。精神薬はたとえ「正しい薬」であっても、相当の割合でプラシーボ効果に左右されてしまうからである。これは一九九七年のアメリカのボストン大学病院の事例であるが、医師ゴデハード・オーペンが、ある精神分裂病患者にハロペリドールという向精神薬を注射投与したが、一月以上の投薬でもまったく効果がなかった。その間、患者はオーペン医師に激しい敵意を示していたが、オーペンは穏やかに、礼儀正しく患者に応対し続けたという。

ある日、患者は「先生、あんたは俺を毎日診てくれるよね。それに礼儀正しいし、怒ったりなんかしない。そこで先生にヒントをやろうと考えたわけなんだ。そうなんだ。俺には注射なんか必要ないんだ」といい、薬を経口投与に切り替えることを求めた。オーペンがそのようにすると、薬はみるみる効きはじめ、症状はすっかり改善してしまったのだ。この患者はのちに、「激しい敵意をもっていたころ」は、「薬と闘っていた」が、自分が経口摂取を提案したあとは、「俺自身を薬の力にまかせることにした」と回想している。

このハロペリドールの事例に関して、心理学者の広瀬弘忠氏は次のように解釈している。

…イメージの中で、必死になって薬の力に対抗しようとした結果、薬が効かなくなることがあるという事実は、いったい何を物語っているのだろう。それは心の働きが薬の効き目に、はっきりとした影響を及ぼすことを示しているのではないか。このように見てくると、強い願望や意志がプラシーボに薬効を現したり、薬の効果を奪ったりすることがあるというのがわかる。この場合には、心が生理をコントロールしている。

広瀬弘忠『心の潜在力　プラシーボ効果』

こうしたプラシーボの世界は、たとえば医学の歴史以前に支配的だったといわれる「祈祷・呪術」の医術が、単なる迷信的なものとして片づけることができないことを意味している。私自身は祈祷や呪術をいっさい信じない人間である。しかしプラシーボ効果が、非医学の時代や地域において、宗教行為などにより人間の「思い込み」を時として引き起こし、そのことで病気が完治するということはあったのだし、二一世紀の現在においても数多く存在しつづけているのだろう。

たとえば弓削道鏡が孝謙上皇の病を祈祷により完治させたことや、「新約聖書」の中でキリストが全盲の人間を治癒させたというようなことなども、プラシーボにより実在を説明できるかもしれない。言い換えれば道鏡やキリストはプラシーボの術をあやつるある種の「医術者」だったことになるのだ。プラシーボ医学は、物理的・物質的な意味ではこの世界に存在しない架空の医学である。しかし心理的側面をみるならば、原始的な世界から現代まで、どの時代にも出現する普遍的な何か、でもある。完治という結果を必死で求める患者の側からすれば、医学してもプラシーボ医学にしても、結果をもたらしてくれさえすれば全く等価な存在といえるのだ。

あらためて私が引用した三つのプラシーボ事例（クレビオゼン、パーキンソン病外科手術、ハロペリドール）を見てみよう。前二者と第三のハロペリドールの事例は、同じプラシーボでも大きな違いがあるように思う。第一と第二の事例は「嘘」「偽」を信じてしまう、という意味にとどまる。宗教団体が悪用しそうな話でもある。「だます」という作為がどこかで存在せざるを得ない。

だが第三の事例は、「人間関係」「言葉」という「非医学」の主観的な世界が、薬や医療などの客観的な世界を大きく左右支配するという意味でのプラシーボの話である。「非医学」の在り方次第で、「医学」の世界も変わりうる。文化論的にいうと、その国の非医学の面こそが医学の発展のパワーを左右支配することになるという、重要な事実を示している事例だと思われるのだ。

日中の医学・薬学では、ある非医学的要素が、医学・薬学の歴史に決定的な違いをもたらしている。その非医学的要素とは何であろうか?私は第三のハロペリドールの事例からそれを考えることができると思う。

日本人は「不老不死」に関心がない

評論家の黄文雄氏によると、中国では「拿手術刀的不如拿菜刀的」という有名な諧謔がいまだにあるそうだ。この諧謔の意味するところは、「医師より調理人の方が格が上」ということである。

儒教文化の強い世界では、医師の地位は歴史的にあまり高くない。儒教では他人の体に公に触れたり、体を解剖したりすることを賤しいとみなす教義があり、そのせいで、中医学の外科術などは日本漢方にすっかり遅れをとってしまったことは本書で既述した。唐の時代などでは、医師は「山師」などと蔑まれていたほどだった。反面、調理人は古代から中国の歴史に時として大きくかかわっている。美味しい料理の腕前をもつ、皇帝や貴族の調理人が政治的権力を握ってしまうということはよくみられることだった。しかし医師の地位が中国で低いのは、必ずしも儒教のせいばかりとはいえない。

中国に比べ日本では古代から、僧侶や儒者が医師を兼業したりとなかなか専業の医業は確立しなかったが、医業従事者そのものは兼業者にせよ専業者にせよ、決して低い立場の扱いを受けることはなかった。それどころか、ほぼすべての時代を通じて、きわめて高い評価・信頼を受け、そのことが今日の「病気で困ったらすぐに病院へ」というのが日本人の行動伝統の一つに結びついているとさえいっていい。

既述のハロペリドールの事例を思い出してみよう。この「医学への信頼」の有無という、非医学的な要素に関しての日本と中国の違いは、いったいどこから生じたものなのだろうか。

ここでまず考察が必要なのは道教と中国・日本のかかわりである。文明の発生当初は儒教を看板イデオロギーに抱えていた中国は、漢時代以降、社会形式以外の面では道教にどんどん主導権をとられていった。中国の第一の歴史的な国民宗教は何かといえば、実のところは儒教ではなく道教というべきである。道教は中国本土以外の中国人・漢民族=華僑の人々にも強力な観念支配力を有している。この道教が中医学の歴史に密接なかかわりがあることも本書で幾度も述べてきた通りである。

道教は古代日本にも流入し、陰陽道や修験道のような祈祷・呪術の世界に大きな影響を与えている。そもそも「天皇」という名称が道教に由来するもので、これは道教の熱心な崇拝者であった天武天皇が（天武天皇は仏教信仰にも熱烈だった）取り入れた呼び名である。道教には北極星信仰という習わしがあり、この北極星が神格化された太一神と同一視されている宇宙最高神が「天皇」なのだ。天武天皇により、天武以前の大王はすべて「天皇」と歴史的に称されることになった。

あるいは「紫色」を神秘的な色彩とみなす日本の皇室の伝統なども道教に由来する。さらに多くの道教研究者が指摘するように、中国道教・日本化した仏教・日本神道はどれも現世利益的な性格をもっており、現実世界の人間を「神」にするなどの興味深い類似点がみられる。これらの宗教にはかなりの相互影響が一面にあるとみていいだろう。

しかしこの道教の流入に関して、日本は決定的なある要素をあえて受け入れることをしなかった。このことが、現在にいたるまでの日本と中国の医学に対しての捉え方の大きな違いをもたらしている。裏を返せば日本は道教の最重要な要素を取り入れないことによって、医学・薬学に対しての人々の強い信頼、医学大国・薬学大国となる土台を手にいれることができたといえるのだ。

中医学・中医方が長い歴史の中で有してきた重要医術の一つに「煉丹術」なるものが存在する。これは日本漢方の世界へは全く流入しなかった医学思想だ。これは黄金のような錆びない鉱物を人間の体内にたくさん取り入れることで、だんだん肉体も不変的になり、ついには「永遠の生命」を得られるという不可思議な迷信に基づく医療なのである。具体的にはこれら鉱物と硫化水銀の類を調合し吸収しやすくするための処方術を意味する。なぜこんなおかしな医術が強固に存在したのかといえば、道教には「永遠の肉体」なるものへ異常な固執すなわち「不老不死」への願望が根底にみられるからなのだ。

もちろん、ユダヤ・キリスト教や仏教などの世界にも「不死」への憧れは天国や輪廻転生の形で存在している。だがそれらの不死願望は、「魂の永遠」という形而上的なものを求める思想であって、「肉体の永遠」という形而下的なものを欲望することとはまったくかかわりがない。従ってたとえばキリスト教世界などには「来世の実在」を大真面目に証明しようとする科学者は歴史上たくさんいたが、「この世の不死」の薬を開発しようなどと考える研究家は絶無であった。ところが中国には、道教の全面的影響で、そんなトンデモ研究に従事する人物が無数に存在してきたのである。

不老不死の術を取得するにいたった道教の達人を「仙人」という。仙人は様々な場で超人的仙術を駆使するとされているが、中華世界の東の海の果の蓬莱《ホウライ》の島、あるいは西の砂漠の果ての崑崙《コンロン》の山という伝説世界は特に仙人の楽園で、それらの地にたくさんの仙人が住んでいるという。このことを単なる架空の話と嘲笑うことはできない。始皇帝や前漢武帝など数多くの中華皇帝が、この蓬莱島の探索船団を大規模に派遣することを歴史上しているからだ。面白いのは、蓬莱の地を日本列島だとする空想の一説が道教にみられることである。この典型が徐福伝説で、始皇帝のもとに帰ってこなかった徐福が日本列島という「不老不死の島」にたどりついたと信じている中国人はたくさんいる（ただし徐福神社は日本国内にも多数存在し徐福の日本渡来が史実であった可能性も充分ある）。中国人の一部に、日本列島を蓬莱の地として一方的に憧れる感情が存在するのはこのためである。

だが、当然のこととして、仙人も蓬莱の地も現実的にはみつからない。探索大船団も帰ってこない。

そこで中医学・中医方は、このありえない不老不死の理念に、煉丹術という形で「政治的」に手を貸すことにしたのである。ここでもプラシーボ効果が発生して、多少体調がよくなることはあったやもしれない。しかし水銀は、服用をつづければ体内にどんどん蓄積し毒性が高まり、やがて命を奪う大変な劇薬である。プラシーボ効果も次第に消滅していったに

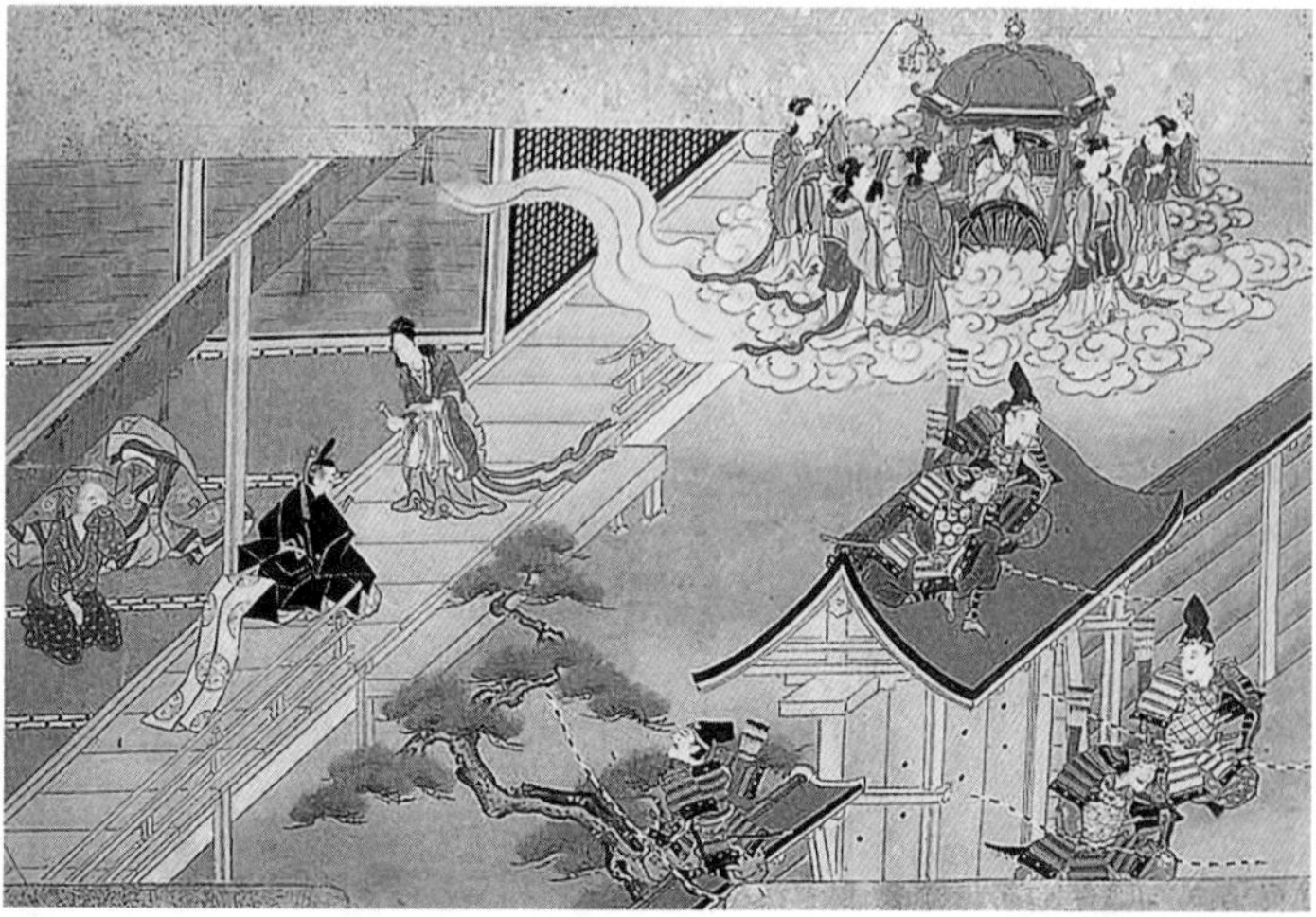
図1　月にかえるかぐや姫

違いない。中国皇帝の少なくとも過半数がこの煉丹術による水銀中毒で死に至っている。道教を信奉し不老不死を希求した始皇帝の死因も水銀中毒だった可能性がよくいわれる。驚くべきことに、非漢民族王朝の皇帝であった、近代に近い一八世紀に在位した清の雍正帝もその死因は医師の処方した水銀薬の中毒であった。

日本の歴代天皇で水銀中毒で崩御された方はもちろん一人もいない。日本には、「不老不死」や「永遠の肉体」などを本気で憧れるような文化はありえないからである。つまり道教の本質にある、もっともなまなましい欲望の部分をまったく流入しなかったのである。この件に関してきわめて面白いのは『竹取物語』の有名な結末である。帝の求愛を拒絶し、「蓬莱の国」へと帰っていくかぐや姫は、不老不死の薬を帝に渡す。まさに道教思想の影響の認められる文学作品だが、帝はこの薬を、かぐや姫の手紙とともに燃やしてしまう。『竹取物語』は九世紀の作品といわれるが、まさに道教の不老不死を日本文明が拒絶した話とも読み込めるのである。帝は日本の天皇だから薬を燃やしたのであって、もし帝が中国の皇帝ならば感涙して姫の贈り物を受け取り、それを口にしたことだろう。

以上の歴史を中国人の意識から把握すればこうなるだろう。中医学・中医方に従事してきた有史以来の無数の医師は、文明の頂にある皇帝に、不老不死の薬の法螺話を常に吹き込んできた、いかさま師の類である。しかも彼らの薬は、たくさんの皇帝を悲惨な中毒死に追いやってきた。皇帝ならずとも、煉丹術の医療で致死した中国人は無数に存在するだろう。日本人からすればそんな形の永遠を求める道教の異常な欲望主義の前提こそがおかしいと思うのだが、いずれにしてもこうした「不老不死」の医術の問題の理由から中国では根源的な医業への強い不信や不安が伝統的に認められるのであろう。

日本漢方と中医学の違い、日本医学の発展の可能性が中国にどうしてありえないかということの論証は、これで一つの完成形になるとしてよいのではないだろうか。日本では中国大陸、ヨーロッパ文明、近代アメリカから得てきた医学・薬学を発展させるような土壌があった。幾たびも訪れるパンデミックの先端にたつ戦士と武器、つまり医師・医学・薬学への深い信頼・信用という意味でのプラシーボ＝非医学のパワーである。比べて、中国文明にとっては、医師も医術・薬学も、「永遠の肉体」のプラシーボ薬（しかも、効果もない）をつくりつづけるいかさまな面々という認識が存在する。ゆえに「医師より料理人の方が格が上」などという諧謔が当然のように中国の歴史の中では罷り通るのである。

広岡達朗氏の思い込み

本書では、日本の伝統医療・漢方医学への様々な「思い込み」について、それが正しいかどうか論証を重ねてきた。「健康」の世界ほど、たくさんの間違った思い込みが罷り通っている世界はないといっていい。武漢ウイルス対策の章で述べたビタミンCをめぐっての妄信のように、そのことは漢方の世界においてもたくさんみられる。もちろん、プラシーボの力というものは存在するが、「偽」「嘘」という意味でのプラシーボは、いつまでも通用することはありえない。私は、二一世紀は日本発進の健康・医学・薬学・食文化が世界をリードすると考えているが、そのリードのためにも、思い込みは一つ一つ正していく必要があるだろう。

武漢ウイルスを巡ってのここ最近のメディア情報に至っては、実に思い込みだらけのオンパレードである。既述した「納豆を食べれば感染しない」もひどい話だが、たとえば感染予防に関して、トイレや郵便物が「危ない（感染する）」などの不安を煽る情報を垂れ流しにしている。「食事が危ない（感染する）」などというのは最もひどいデマで、ウイルスは胃に入れば胃酸で瞬時に死滅してしまうという全くの科学的事実を完全に無視している。プラシーボは「負のプラシーボ」も存在し、そんなふうに無意味に全てに疑心暗鬼になると、武漢ウイルスに感染していないのに感染したと思い込み、武漢ウイルス感染類似の症状が体にあらわれる、ということも充分ありうるのだ。

私はウイルス感染終息の見通しに関しては、悲観説にたつ医師や学者の見解になかなか共感できないが、感染予防の問題に関してはこの悲観説の面々の意見（たとえば、岩田健太郎医師など）が間違いなく正しいと考える。いわゆる三密（密閉空間・密集場所・密接場面）を避けて、一日数度のアルコール消毒の手洗いをすれば一般人の感染予防はまず事足りる。武漢ウイルスは麻疹や結核と異なり空気感染は絶無といっていいほどありえない。「手から呼吸器」にさえ注意していればまず心配ないのである。

「誤謬か正しいか」どうかは調べればすぐにわかることなのに、この最低限の「知力」の行為をしないまま、あるいは知力を信じられないで、メディアの報道の方を真に受けてしまう。メディアという「権威」が科学や事実を平気で押しつぶしているのだ。岩田医師はこの「知力」を「知性」と呼んで重視しているが、私もその重視には大いに賛成である。

「健康」「医療」と「権威」による思い込みとしては、こんな例をあげることもできる。私が野球少年だったころ、プロ野球を含め、スポーツ界全体に大きな影響をもっていた広岡達朗氏の健康管理理論というものがあった。最近の若い方には広岡氏のことを知らない方もいるやもしれない。簡単にその略歴・功績を述べることにしよう。一九三二年に広島に生まれた広岡氏は、早稲田大学を経て一九五四年に読売ジャイアンツに入団、一三年間に渡り、好守のショートとして活躍した。打撃力もなかなかあり、現役通算で一一八本の本塁打を放っている。

広岡氏の名前が一躍、全国民的になるのは引退後指導者になってからである。広島カープ、ヤクルトスワローズのコーチを経てヤクルトの監督になった広岡氏は、正式監督就任二年目の一九七八年、万年最下位だったチームを日本一に導く。一九八二年にやはり当時弱小チームだった西武ライオンズ監督に就任、監督一年目で日本一に、翌八三年には日本シリーズでジャイアンツを倒して二年連続日本一を成し遂げた。こうした神がかり的な躍進の背景には、単に試合の采配力だけでなく、基本練習を体に染み込むほどに徹底させる広岡の厳しく粘り強い指導力があった。負け慣れしているチームを短期間でチャンピオンチームにする力、という面からして、間違いなく広岡氏は野球史に残る名指導者、名監督といっていい。

広岡氏の厳しさは、グラウンドの外でも容赦がなかった。その一つが、広岡氏が厳しい野球練習の裏でおこなった健康管理であった。広岡氏は選手たちが好んでいた肉食や牛乳を制限し、玄米・豆乳を中心とした食生活への変更を半ば強制的におこなったのだ。これに対して一部の選手たちは反発し、一九八四年、一年だけライオンズに在籍した江夏豊氏などは、この健康管理を批判しただけで広岡氏と確執を生じ、二軍に降格させられ、やがて退団の憂き目をみることになってしまう。

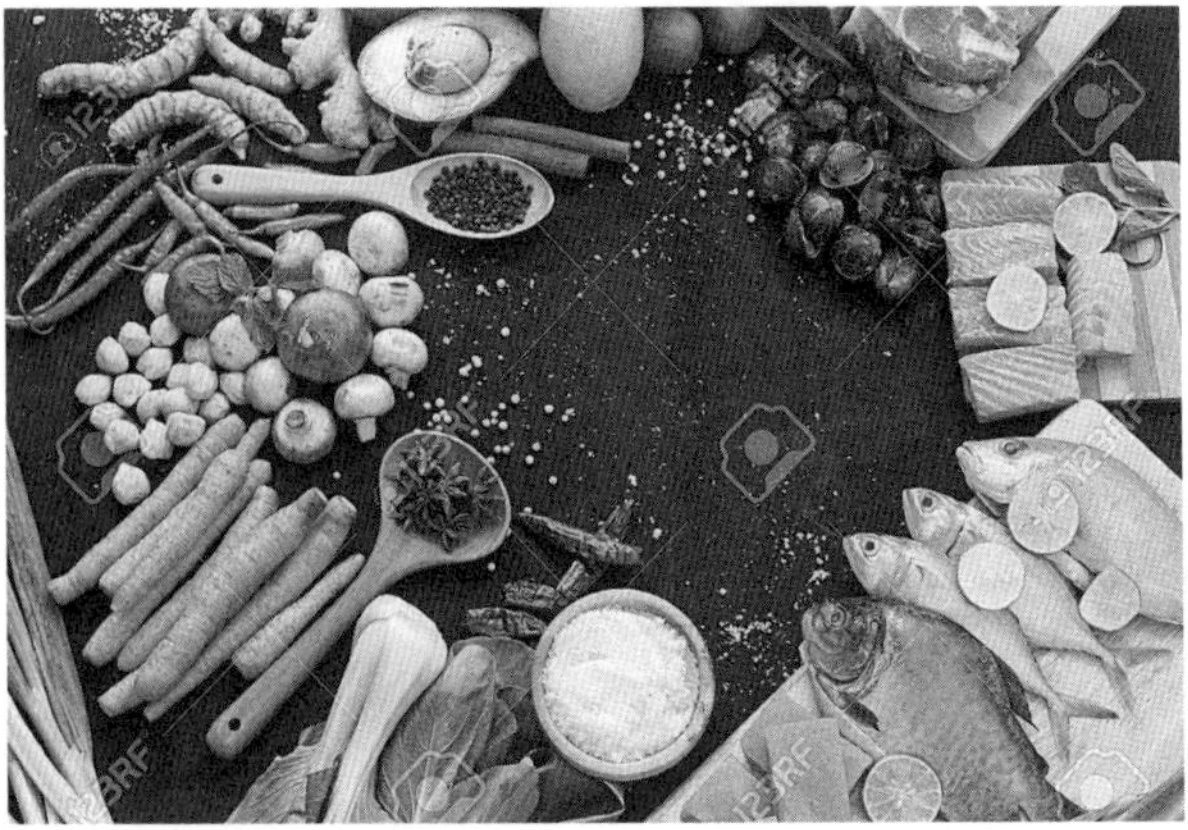

図2　新鮮な魚類は健康食品そのものに見えるが、意外にプリン体が高含有されていて、食べ過ぎると痛風を招く場合もある

江夏氏らの反発の根拠は、これら健康食が「不味い」ということだけにとどまらないものがあった。実は監督の広岡氏本人が、重度の痛風罹患者で、ときとして試合に出られないほど症状がひどかったということがあったのだ。ライオンズ監督時代は、スパイクがはけないほどに悪化した時期もみられたという。広岡氏本人が肉食を制限していない（から痛風がひどい）という噂もメディアに真しやか

に流れていた。こうした批判や噂に関して広岡氏は「監督と選手とは別」と再反論、監督退任後、今日にいたるまで、玄米・豆乳を食生活の理想とし、肉類を戒める健康理論を一貫してプロスポーツ界に展開している。

結論から先にいえば、広岡氏の健康食の理論は大きな間違いを含んでいる。

山上憶良の痛風のところで既に述べたように、大豆製品は痛風の最大原因であるプリン体を高含有している。当然、豆乳にもプリン体はたくさん含まれている。これに対して、広岡氏が監督時代にしきりに批判的にとりあげた牛乳はプリン体をほとんど含んでいない。事情は玄米食についても同じである。玄米と白米を比較すると、実は玄米の方が多くプリン体を含有する。もちろん、玄米や豆乳はそれ以外の面で多くの長所をもっているたいへん優秀な食べ物（飲料）だ。だが痛風（尿酸値）に関していえば、玄米や豆乳はむしろ好ましくない食品なのである。

広岡氏は新鮮な魚料理を健康の源だというようなことも著作でいっている。これも正確ではない。憶良の痛風を悪化させたのが「新鮮な魚」だったということで明らかなように、魚類は概して、肉類より相当多くのプリン体を含んでいるからである。全体的にみれば、むしろ肉類の方が痛風にやさしいとさえいえる。もちろん魚には肉にはない優れた効能もたくさんみられる。しかし、魚だって食べ過ぎては健康を害すのである。

ここで私が大いに疑問なのは、広岡氏が長年、専門医による痛風の治療を受けている、という事実についてである。専門医がこうした痛風と食事の関係について罹患者の広岡氏に注意しないわけがない。現に私の知人の痛風罹患者は、診断の度に大豆関係の食品について厳しい注意を受けている。広岡氏は医学理論に反してまで、自分の「思い込み」を継続しつづけているのだろうか。これもまた「偽」「嘘」に関してのプラシーボ効果といえるのかもしれないが、だとすると、広岡氏は自分自身をプラシーボに導くという、複雑なプラシーボ詐術をおこなっているのだろうか。

結局のところ江夏氏のような反発者は一部の選手で、大半のライオンズの選手は広岡氏の健康食指導に従っていった。広岡氏が育て、広岡氏を尊崇する野球専門家は大勢いるので、いまだにこの健康理論は罷り通っている。それは広岡氏という偉大な野球専門家の「権威」のもとに形作られ、そして継続されてきた誤謬なのだ。ボーリングのビタミンCをめぐる俗説の流布と何ら変わることはないというべきである。調べれば瞬時にわかる広岡氏の健康理論の間違いに、何十年たっても多くの野球専門家が気付かないのだ。

そのことは実のところ、権威を通して様々にウイルスに関しての俗説を拡散しているメディア↓視聴者・大衆の構図とも大きく重なり合うものだといえる。偉大な野球指導者、広岡達朗氏にはたった一つのことが欠けていた。それは健康・医療の世界では、思い込み・世間常識を排し、自分で調べ考えるという「知力」が大事ということである。その「知力」の不足が、武漢ウイルスで露呈した、メディアに踊らされて過剰不安に陥っている多くの日本人を生み出してもいる。裏を返せばこの「知力」さえあれば、二一世紀の健康・医療・薬学の世界は日本が確かにリードするものになるだろう。

「終末思想」はウイルスより怖い

武漢ウイルスをめぐるメディア報道を（たまに）観たり聞いたりするたびに、メディアがいかに「終末論」を大好きか、身に染みて感じさせられる。本書で述べてきたように、日本の優れた漢方医学のその先に展開した世界最高レベルの医学・薬学の力をもってすれば、このパンデミックには充分に対処可能である。それどころか、世界の最先頭にたってこのパンデミック戦争を戦う力があるしそれをおこなうべきである。

にもかかわらず、メディア（テレビ、新聞、ラジオ）はこぞって、まるで「愉快なこと」が起きたように、毎日毎晩、不安と絶望を国民に叩き込みつづけてばかりいる。マルクス主義思想がそれらの中に生きながらえていることを想像するのは私だけだろうか。それはまるで潜在化していた「マルクス」ウイルス、弱毒化して再出現を待ち望んでいるしたたかな「マルクス」ウイルス的存在のようにみえる。

現実的にはマルクス主義自体は一部の超例外（北朝鮮、日本共産党、左翼過激派など）を除いてこの地球上から姿を消している。わざわざ警戒を口にしなくても、さすがに二一世紀の世界でロシア革命や中国革命のような事態は起きることはないだろう。しかし完全に死に絶えなかったマルクス主義は、「マルクス主義のような思考の形」でもってふたたびこの世界に登場しはじめているように私にはみえるのだ。

マルクス主義が目指すところは、自由主義的政治体制と資本主義的経済体制の破壊、つまりいったんこの世界に終末と破壊をもたらしたあと、革命党の知識人がリードする全体主義的世界をつくることにある。この観念は言うまでもなく、ユダヤ・キリスト教的終末観に由来する宗教的幻想だ。この幻想は一九八〇年代後半に現実的には破産した。しかし「思考の形」へと薄めたマルクス主義をどこかで忘れられない相当数のメディア人たちが、今回のパンデミック混乱を終末観と同一視し、楽しんでいるのではないか。当然のことながら、終末観を論理的、実証的に否定しようとする「知力」に関しては彼ら終末論者は強くこれを退けようとする。感染症の問題を終末論の対象とたくみにすりかえ、日本の伝統社会の瓦解をもくろむ。

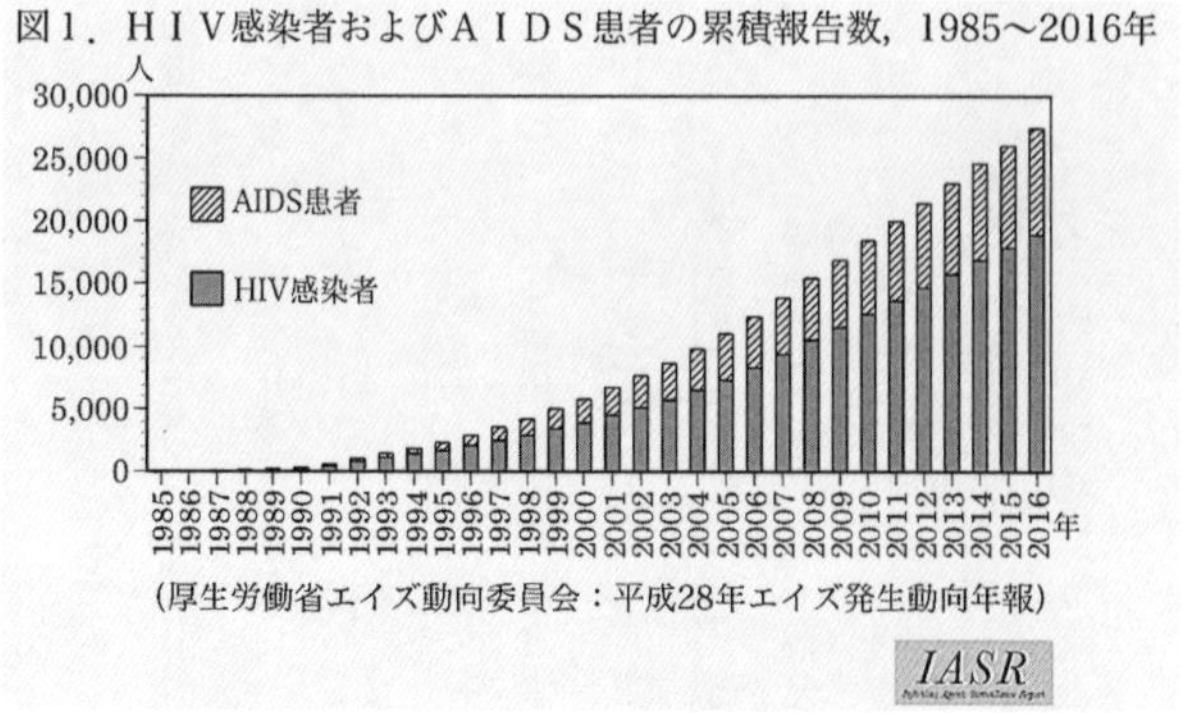

図3　HIVの国内感染の移り変わり（国立感染研究所のデータより）

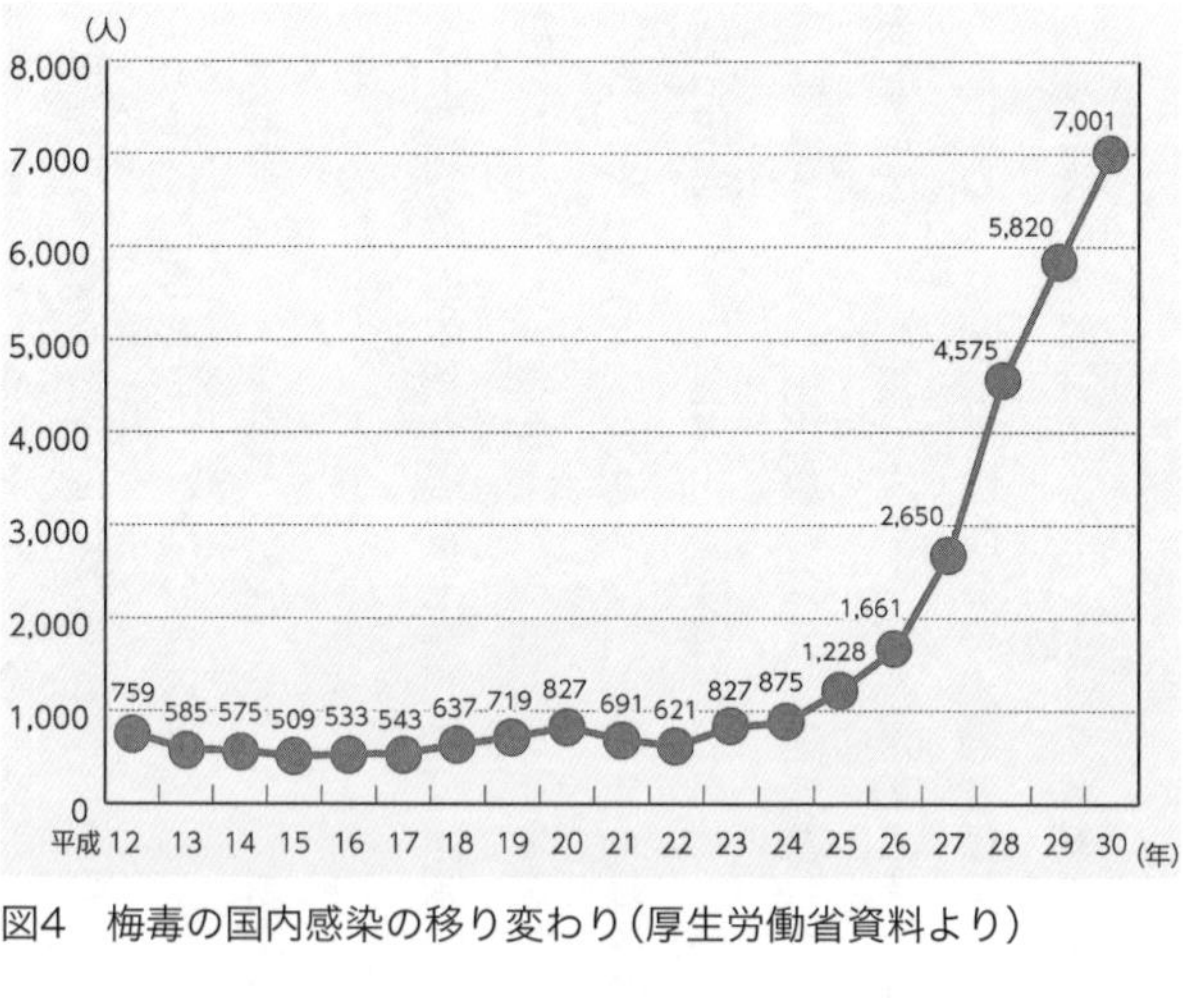

図4　梅毒の国内感染の移り変わり（厚生労働省資料より）

こうした終末思想の感染症への悪意は武漢ウイルスにとどまるものではない。たとえば二一世紀で爆発的な感染が危惧される感染症は、武漢ウイルスやＳＡＲＳのような新型コロナウイルス、その親戚の新型インフルエンザなどの病気にとどまらない。一九八〇年代から世界中に流行しはじめ、総計で約七五〇〇万人の感染者と約三五〇〇万人の致死者をもたらしたエイズの罹患が、先進国で増加傾向にあるのは日本だけだ。これ以外にも、梅毒やヘルペスなどへの性感染症が日本では異常な増加を示している。梅毒など「過去の病」と思ったら大間違いなのである。

この性感染症の問題に大きな影響を及ぼしているのは間違いなく性教育のやり方である。一見すると日本は性教育大国である。小学校から熱心にカリキュラムに取り入れている。だがその中身には重大な欠陥が存在するといわなければならない。日本の性教育は、性行為に集中し、「自分は両親の性行為で生まれた」という「家族と性行為の話」にひたすら焦点をおく。性の「意味」と「機能」を取り違えて、意味ばかり強制しているのだ。性の意味というものは個人体験と社会伝統の中にしか潜んでいないはずである。あるべき性教育は、性感染症の防止や妊娠期間のことなどの「機能」に関してのものに限るべきだろう。結果的に性行為の神秘は崩壊し、その崩壊は家族制度の瓦解へと連鎖反応を起こし、さらには機能の教育説明の著しい不足により性病の増加を招く現状に至っている。

ところが、このような「知力」による性教育批判は、性教育をささえる思想観念にかならず跳ね返されてしまう。もともと性教育を隆盛させたのは社会主義ソビエトであったが、その目指すところは「家族制度の解体」といういかにもマルクス主義らしい終末論的な思想観念だった。日本の戦後教育の進歩派は、性教育のこうした価値破壊主義的な側面を見逃さなかったのだ。こうして家族破壊の進行とともに、異常なほどの性感染症に無警戒な日本社会ができあがってしまったのである。せっかくの日本の伝統医学その他の健康への力が、こうした終末論的思想や観念によって、なかなか発揮できないようにされているのは、実に歯がゆい現実といわなければならない。

医療や健康の話ではないが、地球温暖化説などもそうした終末論の好例だ。今や、地球温暖化説などをお題目にしているのは日本のメディアだけである。地球温暖化説は一九九〇年代あたりから、西側先進国発で、「地球は資本主義の生産活動、人間の液剤活動により温暖化し、やがて破滅的な未来をむかえる」という説がいつのまにか、そして急速に広まっていった。気温数値からいうと、二〇一〇年代後半、確かに一九一〇年より地球全体で〇・九度の上昇がみられる。ところがこれは地球温暖化におけるたった一つといっていい論拠なのだ。

この気温上昇は単純な右肩上がりではなく、現在と同じ高温期が一九四〇年代にもあり、また「隣の百年」である一九世紀をみると、一八七〇年代にも現在と同じ高温期が存在していることがわかる。さらに一九六〇～七〇年代は現在より〇・七度の気温低下が世界全体であって一時的な寒冷化が起きたが、この時代こそ、西側先進国が一斉に高度経済成長期を迎え、共産側でもソビエトの重工業生産がピークに達していた、温室効果ガスが激増した時代だったはずではないのだろうか。

データを百年単位（西暦一〇〇一年〜現在）でみると、さらに興味深い事実が判明する。一一世紀から一五世紀（日本では平安時代末期から鎌倉時代）にかけて、世界は現在と同じかそれよりやや高い相当の（しかも長い）温暖期を迎えており、日本ではしばしば真夏の気温が四〇度を超え、大西洋ではグリーンランドの氷が氷解、北ヨーロッパのバイキングの活動が盛んになるなどの事件が起きた。この温暖期は次第に終息し、一五〜一七世紀は現在よりも気温の低い寒冷期が世界に訪れている。もちろん、これらの時代は産業革命のずっと以前で、世界の人口も経済活動も二一世紀よる遥かに少ない。本書でも触れたが、一四世紀などは地球人口はペスト菌のパンデミックで史上最大レベルの激減をきたしている。にもかかわらず、現在よりも高温な温暖期だったのである。

温室効果ガスなどとまったく関係なく、地球という生き物が気まぐれに気温を上下させていることが、たったこれだけのデータでも充分に判明する。温暖化がフィクションであることを世界各国も気づき始め、オーストラリアとフランスでは二〇〇九年、カナダでは二〇一〇年に温暖化法案が否決、オーストラリアでは二〇一三年に気候変動・エネルギー省が廃止された。さらにアメリカの下院の温暖化対策委員会の二〇一〇年解散、イギリスの二〇一四年の温暖化対策関係の一斉整理、二〇一五年のスイスの炭素税（温暖化対策税）の大差での否決など、世界中が温暖化問題からの徹退をおこなっている。

にもかかわらず、日本だけが温暖化イデオロギーにとどまっていて、たとえば本年（二〇二〇年）二月に南極で観測史上最高気温が観測されたなどという報道を大々的におこなっている。ところが二〇一九年には観測史上最低の気温が観測されていることにはほとんど触れていない。「地球温暖化説」によって世界は終末を迎えそののちユートピアがやってくる、というメディアの信奉がそのような報道を繰り返し、そのことに正しく反論している「知力」の力を押しつぶしているのだ。

彼らにとって武漢ウイルスもまた、温暖化説とまったく同じ、終末論の観念の道具に過ぎないということだ。インターネットなど新しい知的手段を有する私たち二一世紀の日本人は「知力」でもってこうした観念に対抗し、日本人の健康へのパワー、医学薬学の底力を世界に示し、大いに救っていくべきであろう。世界に冠たる伝統医療＝漢方の国、そして数百年も以前から世界の先端をはしる医療技術大国である日本には、その義務が存在する、と言っても言い過ぎではないと私は思う。

【著者紹介】
渡辺　望（わたなべ・のぞむ）
1972年群馬県生まれ。早稲田大学大学院法学研究科修了。
主な著書に『蔣介石の密使辻政信』（祥伝社新書）、『日本を翻弄した中国人中国に騙された日本人』（ビジネス社）、『石原莞爾』（言視舎評伝選）、『未完の大東亜戦争』（アスペクト）、『知っておきたい　和食の秘密』（勉誠出版）など、雑誌論文に内田樹論（『正論』2011年2月号）、サブカルチャー論（『正論』2014年2月号）、宮崎駿論（『正論』2017年1月号）などがある。

パンデミックと漢方《かんぽう》
――日本の伝統創薬

2020年7月1日　初版発行

著　者　渡辺　望
発行者　池嶋洋次
発行所　勉誠出版株式会社
〒101-0051　東京都千代田区神田神保町3-10-2
TEL：(03)5215-9021(代)　FAX：(03)5215-9025
〈出版詳細情報〉http://bensei.jp

印刷・製本　中央精版印刷

ISBN 978-4-585-24012-9　C0047

日本の建国
神武天皇の東征伝承・五つの謎

日本は、いつ、どのようにして成立したのか？　神武天皇の建国伝承は、史実なのか、神話なのか、単なる作り話なのか。大和朝廷と、日本国家の起源を考える。

安本美典 著・本体一八〇〇円（＋税）

神道が世界を救う

世界一自由で平和な国・サンマリノ共和国の駐日大使と海外を知り尽くした外交評論家が、神道の本質、これからの日本を語りつくす！

マンリオ・カデロ／加瀬英明 著・本体九〇〇円（＋税）

グローバリズムを越えて自立する日本

腐敗した組織「国際連合」の実状とグローバリズムという収奪の実態を暴き、日本の自立自尊、相互尊重の国是を内外に示して、令和新時代を開く指針を提示する。

加瀬英明・馬渕睦夫 著・本体九〇〇円（＋税）